A COR OBERT

ORIOL MITJÀ

A COR OBERT

Relat de tot el que he viscut

Pròleg de Julia Otero

Columna

PRIMERA EDICIÓ: ABRIL DEL 2021

AV. DIAGONAL, 662-664 - 08034 BARCELONA
ISBN: 978-84-664-2771-5
DIPÒSIT LEGAL: B. 4.107-2021
FOTOCOMPOSICIÓ: LA LETRA, SL

www.columnaedicions.cat

El paper utilitzat per imprimir aquest llibre està qualificat com a ecològic i procedeix de boscos gestionats de manera sostenible.

«No em pot destruir ningú perquè ja m'ha destruït la vida».

Joan Margarit

«La veritat us farà lliures».

Joan, 8: 32-36

«En l'home hi ha més coses dignes d'admiració que no de menyspreu».

Albert Camus

En homenatge a les persones
que han perdut la vida per la covid-19

Índex

Pròleg 17
Introducció 23

PART I
LA PERSONA

Família 31
Infància i adolescència 38
La primera lliçó a la universitat 42
Personalitat 49
Plantar cara 54
Necessitem dissidents! 59

Part 2
On acaben els camins

Primers anys de metge 63
Destinació: Papua Nova Guinea 67
Vèncer el pian 73
Traduir la recerca en beneficis per a la salut global 77
Amb un peu a Papua i l'altre a Barcelona . . 81
Els reconeixements 85

Part 3
Covid-19: que ve el llop!

Per comprendre la infectologia 93
Atacar una epidèmia al món occidental . . . 101
L'enemic públic número u del món 103
Falsa alarma? Transmissibilitat i letalitat . . . 105
Febrer del 2020: suspeneu el Mobile! 108
La veu discordant 112
Un virus desconegut 115
La possibilitat d'una pandèmia 117

Part 4
La cara més dura de la covid-19

Allà on no es fan tests el virus no existeix . . 123
Contenció, mitigació i supressió 127
Un país a l'UCI 131
Una campanya de desprestigi 136
De cap al confinament 141
Col·lapse als hospitals 146
El drama de les residències 150

Part 5
Sabrem evitar noves onades?

El desconfinament 157
Cerca, testeig, rastreig i aïllament 159
Reactivar CAT 161
Objectiu: evitar noves onades 164
El testeig: PCR i test d'antígens 166
El rastreig: privacitat *versus* salut 169
L'aïllament de casos i contactes 173
El Covid-Pass 175
Desacords científics de base ideològica . . . 178
El Departament de Salut llença els informes
a la paperera 183

Mesures ignorades: la burocràcia atura la innovació 186
Rebuig al suport desinteressat de la societat civil 189
La nova normalitat 192
El meu quarantè aniversari i la segona onada 195
La polèmica dels rastrejadors 199
L'evolució de les PCR i els tests d'antígens . 201
L'any nou i la tercera onada 205

Part 6
Entre la política i la recerca

Oriol Mitjà, conseller? 211
La negativa d'Aragonès a explorar camins per sortir de la crisi 214
Exigint la rendició de comptes de la consellera i el ministre 218
La falta d'entesa entre partits catalans 222
Les crítiques d'ERC, un *déjà vu* de les crítiques del PSOE 225
Interpel·lar els governs sobre l'actuació en salut: per coherència i honestedat . . . 228
Busquem respostes: recerca per a la readaptació de fàrmacs antivirals 231

La hidroxicloroquina 235
Un assaig clínic faraònic 238
Un error en la gestió de les expectatives i un resultat científic negatiu 241
Guanyadors de la Lliga de Campions 244
Noves línies de recerca 247

PART 7
REFLEXIONS FINALS: PASSAT I FUTUR

Una allau d'informació 253
L'exposició mediàtica i les xarxes socials . . 257
La transparència informativa: sobre el fons i la forma 261
Balanç d'una pandèmia 264
Les estratègies d'altres països 268
Les diferències dins d'Europa 275
Una mirada al futur 277
La societat davant del mirall 283
Iniciatives plenes de llum 286
Viure la ciència en directe 289
Passat i futur de la ciència 292
De les malalties «on acaben els camins» a una epidèmia al món occidental 295

Agraïments 299

Pròleg

No escric pròlegs. Essencialment perquè no n'arribo a entendre del tot la utilitat. No sé de ningú que compri un llibre per qui el prologa. A aquestes altures tampoc cal que jo els presenti el doctor Oriol Mitjà, a qui vostè, lector, busca trobar en aquestes pàgines després d'haver-lo vist, escoltat o llegit en els últims catorze mesos a tots els mitjans de comunicació.

Per què, doncs, m'estic ocupant de les primeres ratlles d'aquest llibre? Ho confesso: per debilitat. Com que l'Oriol s'obre en canal en alguns passatges, tinc coartada per fer el mateix. Des que el vaig veure per primera vegada vaig saber que, tard o d'hora, es convertiria en el que és avui. El vaig conèixer a principis del 2014, quan hi vaig contactar per a una entrevista a la ràdio, seguint el meu afany de conèixer persones nutritives i singulars. M'havien parlat d'un jove metge català, brillant i tenaç, especialista en infeccions tropicals, que acabava de publicar a *The Lancet* una troballa amb què pràcticament havia erradicat una malaltia anomenada pian en una illa llunyana de Papua Nova Guinea. Jo no havia sentit a parlar mai d'aquesta malaltia. Els occidentals ignorem, en general, tot el que només pot matar o fer posar malalts els més pobres del planeta. «El pian comença allà on acaben els camins», em va explicar el doctor Mitjà, entestat que el món conegués el seu descobriment: que amb cinquanta cèntims d'euro, una pastilla, una sola dosi d'azitromicina, n'hi havia prou per evitar que els fills dels oblidats de la Terra perdessin trossos de cara, llavis, nas, entre altres deformitats. I perquè es curessin. La malaltia de la pobresa, en diuen. L'OMS, després de l'estudi i l'experiència del doctor Mitjà, va començar a plantejar-se'n l'erradicació per al 2030.

Tot això ho vaig aprendre la primera vegada que el vaig entrevistar, però, sobretot, em va fascinar la seva capacitat de comunicació, com sabia puntuar amb el to el que era essencial dels seus missatges, i encara més, em va enamorar trobar algú que encara volia canviar el món. La passió amb què transmetia els seus coneixements vigorosos contrastava amb uns gestos i unes actituds que vaig interpretar com els d'una persona tímida que s'esforçava per no aparentar-ho. El seu aspecte d'estudiant de primer curs de medicina —tot i que ja havia entrat a la trentena— va cridar l'atenció de tots els que érem a l'estudi aquell dia. Era evident que aquell jove amb somriure d'àngel sabia que no hi ha segona oportunitat per a la primera impressió.

No m'ha sorprès trobar en *A cor obert* el nen que va ser l'Oriol segons l'adult en què avui s'ha convertit: molt introvertit, ni fort, ni valent, ni graciós, ni popular. Només es va poder significar traient excel·lents i matrícules d'honor. Als vint anys va fugir de la placidesa per treballar en un hospital de leprosos, a l'Índia, on per primera vegada va descobrir que milers de persones es morien perquè eren les més pobres d'un país pobre.

Encara avui, l'armari i la roba del doctor Mitjà —juntament amb els seus gossos— continuen a l'illa de Lihir, a Papua, o sigui que és allà on té la llar i aquí on està de pas.

El 26 de febrer del 2020 els seus bitllets de retorn van ser cancel·lats per un virus que pocs científics creien que s'escaparia dels confins de la Xina.

Amb honestedat —la paraula citada més vegades al seu llibre—, l'Oriol confessa en primera persona que ningú no ho va saber veure. La faula del pastor mentider que avisava que venia el llop es va complir com una condemna per a la humanitat. Cent anys de progrés mèdic havien acostumat el món ric a l'èxit. Des de la grip del 1918, els virus greus que havien arribat s'encomanaven molt poc, i els que es transmetien amb facilitat eren poc greus. El SARS-CoV-2 «és el primer virus potencialment greu i molt contagiós, totes dues coses alhora, des de fa un segle», em va resumir el doctor Mitjà en la primera entrevista de l'era pandèmica que li vaig fer.

O sigui, va arribar el llop i ens va trobar fent el badoc com anyells confiats.

L'Oriol Mitjà va començar a aparèixer sovint a programes de ràdio i televisió. La claredat dels seus missatges i la seva capacitat de comunicació van fascinar els meus col·legues com m'havia passat a mi molts anys abans. Ens advertia sense subterfugis ni anestèsia del que ens esperava: el caos, el col·lapse sanitari i la mort evitable de milers de persones. Va reivindicar durant mesos —com explica en aquest llibre— el «criteri tècnic i la llibertat acadèmica per dir el que penso», fins que va començar a ser un científic impertinent per al poder polític. Primer el van convertir en un epidemiòleg independentista, una nova especialitat descoberta pels tertulians mesetaris. També els independentistes van renegar d'ell. L'home que no sabia xiuxiuejar a l'orella del poder polític el que aquest volia sentir es va convertir en una molèstia per a gairebé tothom. La seva convicció que «els principis ètics que sostenen el dret a la salut no entenen d'ideologies» no va trobar espai en una societat malalta de polarització, incapaç d'escoltar i sempre a punt per linxar a qui li ordenin els seus.

Vedet de l'epidemiologia, superb, egòlatra... Aquell jove metge que em va parlar per primera vegada del pian s'havia convertit en una figura mediàtica. I me l'imaginava tot sol desitjant anar-se'n allà on no hi ha camins però sí gent afectuosa que celebra amb alegria de viure la curació de les ferides dels seus fills.

És interessant llegir el balanç que fa l'Oriol d'aquells mesos nefastos en què «s'intentava apagar el foc amb els ulls tancats», un despropòsit científic que estem comprovant que ens trobarem una vegada i una altra, com la terrorífica tornada d'una cançó, fins que la majoria estiguem immunitzats. «La covid-19 és com un incendi forestal, on mentre quedin arbres [persones sense vacunar] el foc segueix cremant». L'advertiment està escrit, però tot sembla inútil per a un món que només vol tornar a tota velocitat al lloc del qual hauríem de fugir.

«En quina societat volem viure?», ens pregunta Mitjà. «Volem acumular benestar a costa d'altres persones?». Les seves reflexions sobre el món postpandèmic són un intent desesperat d'agafar-nos per la solapa, interpel·lar-nos i obligar-nos a pensar el futur.

Han passat els anys des que el vaig conèixer, però observo que l'experiència viscuda no ha fet desaparèixer el seu afany de canviar el món. Ha vist, com tothom, que «si consumim només allò que és estrictament necessari [...], el nostre sistema econòmic s'enfonsa», però insisteix a somiar i a proposar un món que ell ha vist als ulls dels homes i les dones de Lihir.

Si mai desapareix una temporada, sé on serà: a l'Himàlaia, allunyat del soroll.

L'Oriol Mitjà espera que la humanitat surti més sàvia després d'haver estat al caire de l'abisme i ens demana que recordem la nostra fragilitat per no estar indefensos en la pròxima crisi. Que vindrà.

JULIA OTERO

Introducció

Ja sigui pel costum científic de presentar els objectius d'una anàlisi abans que res o per la necessitat genuïna de justificar la presència d'aquest llibre a les mans del lector, no vull deixar d'escriure dues línies sobre quina és la motivació d'aquest text. Per què aquest llibre? Per què ara? Per què és pertinent fer aquesta anàlisi? Què aporta a la societat?

Durant aquest 2020 he tingut més projecció pública de la que mai m'hauria imaginat. En ocasions m'he pogut explicar amb llibertat, però d'altres no. Penso, doncs, que és un exercici d'honestedat traçar els meus plantejaments, els meus punts de vista de forma més reflexiva i sense l'encotillament dels caràcters limitats d'un tuit o el guiatge periodístic d'una entrevista.

Us presento un relat en primera persona, i us explicaré no només els aspectes científics sobre la covid-19, sinó també els aspectes polítics i les vivències personals que he tingut aquest any. Espero que tot el que he viscut durant aquesta crisi sanitària, en els seus diferents vessants, us ajudi a aprofundir en la reflexió sobre què és el que ha passat i què és el que cal canviar.

Al llibre que ara comenceu compartiré amb vosaltres confidències sobre la meva vida privada, els meus defectes, pensaments i reflexions íntimes. Vull explicar-vos qui soc, quina és la meva manera de pensar i per què de cop i volta aparec en escena i agafo protagonisme en la lluita contra la covid-19 al nostre país. El punt de partida és dolç, i allunyat de la fredor de la bata blanca que es podria esperar d'un llibre escrit per un científic. La infantesa i l'adolescència són els anys en què es modela la personalitat, i per entendre com penso vull que sapigueu d'on vinc. Malgrat que alguns lectors d'*A cor obert* em podeu haver vist com un cigne blanc darrere un faristol, potser descobrireu que la meva història és més aviat la de l'aneguet lleig.

Veureu també que he après de la meva mare a dir el que penso sense embuts i a fer el que crec que és necessari i just, sense frens. Us explicaré les meves idees sobre la transparència informativa, la reivindicació del dret a la salut, la necessitat d'una transformació social i de no acceptar l'*statu quo*. Personalment, crec que tot ens aniria millor en el futur si les properes generacions s'encomanessin d'aquesta actitud abans que el conformisme les acomodi a la rereguarda.

Els últims deu anys he viscut a Papua Nova Guinea combatent malalties infeccioses. Aquest any 2020 el meu vol a Papua es va cancel·lar per les restriccions provocades per la covid-19, així que durant la gestió de la pandèmia he treballat per als ciutadans del nostre país i he reafirmat el meu compromís amb el dret a la salut, però ara en un país desenvolupat amb molts més recursos que Papua. Com no podia ser d'una altra manera, el llibre està esquitxat de petites píndoles amb dades sobre la història de les epidèmies, la valoració del seu risc, o els tipus d'estratègies per combatre-les, i també amb anècdotes sobre la recerca del nou coronavirus.

Treballar a casa ha resultat molt més complicat del que m'esperava. He tingut l'oportunitat de presenciar com es prenen les decisions des dels entorns de comandament, i he defensat les actuacions que creia que eren clau per aconseguir el control de la infecció: una resposta ràpida, un desplegament massiu de mitjans, la translació immediata de la innovació científica a la pràctica mèdica o de salut pública, i una excel·lent comunicació amb la ciutadania. I quan veig que la gestió no va per bon camí utilitzo el meu criteri tècnic i la llibertat acadèmica per a la perillosa missió d'explicar el que he presenciat. Ho faig per coherència amb els meus principis, i soc explícit i concret amb els fets i els protagonistes.

Al llarg del text citaré el filòsof de l'absurd, Albert Camus, i veureu com a la seva obra mestra, *La pesta*, ens recorda que, malgrat que la història està plena de lliçons, la humanitat insisteix a caure en els mateixos errors. Els pensaments, les emocions i les errades en la gestió d'una comunitat que combatia la pesta negra fa vuitanta anys a Algèria són increïblement semblants al que hem viscut amb la covid-19. Tant de bo aquest text serveixi, si més no, d'estrep per pujar a cavall de la prudència i no tornar a caure en l'errada de la incompetència. I encara que potser la meva experiència durant aquest fatídic 2020 no ha estat positiva, tinc l'esperança que en la propera pandèmia —que sense cap dubte arribarà tard o d'hora— entre tots farem front a la crisi amb intel·ligència, honradesa i solidaritat.

Part I
LA PERSONA

«És l'any 1940, la pesta s'apodera de la ciutat algeriana d'Orà. Tot i que d'entrada els seus habitants no se la prenen seriosament, la plaga ho arrasarà tot i, si no els mata, els canviarà rotundament la vida [...]». «El metge Rieux va decidir redactar la narració que aquí acaba, per no ser dels que callen, per testimoniar a favor dels empestats, per deixar almenys un record de la injustícia i de la violència que els havien estat fetes, i per dir simplement allò que s'aprèn enmig de les plagues: que hi ha en els homes més coses dignes d'admiració que de menyspreu».

Albert Camus, *La pesta*

Família

Em vaig criar a recer de sis dones fortes i afectuoses.

De petit vivia en un pis petit a Barcelona, al barri de les Corts, amb els meus pares i el meu germà Jordi. Tant el pare com la mare eren metges i treballaven fins molt tard; per això passava moltes hores amb el meu germà i amb la meva àvia per part de mare, la tieta àvia i tres tietes que vivien al pis de dalt. Incloent-hi la meva mare, són sis dones que van influir decisivament en la meva personalitat.

L'avi matern era el bioquímic valencià Vicent Villar Palasí, fundador, el 1968, i primer rector de la Universitat Autònoma de Barcelona. Però va morir jove, i va deixar una vídua i sis nenes. Per això les dones de la meva família van haver de lluitar molt.

La meva àvia, Julia Casares, havia nascut a Madrid, i s'havia traslladat a Barcelona seguint el meu avi. El que més destacaria d'ella és la seva paciència infinita i la seva força de voluntat per tirar endavant sis filles en una època en què totes les decisions importants es deixaven als homes. Era una dona extraordinària que acceptava a tothom tal com era, fos quina fos la seva personalitat, accions o gustos, i sempre transmetia tranquil·litat. Educada, cordial i conciliadora, mai no es queixava de res, mai no tenia una mala resposta per a ningú i sempre tenia temps per escoltar i ajudar.

La meva tieta àvia, Rafi, la va ajudar a cuidar les meves ties i després els nets. Casa seva solia estar plena de gent, familiars propers o llunyans, amics seus o de les meves ties, i fins i tot veïns del barri. Totes dues rebien a tothom amb un somriure i aconseguien que sentissis que eres important per a elles.

La meva àvia va ser qui em va ensenyar a estimar i a respectar els altres i a tractar a tothom amb educació i bones paraules. La meva mare, i les meves ties, van heretar sens dubte els gens de la meva àvia Julia.

L'avi Vicent també va marcar molt la meva infantesa; era un referent. Jo no el vaig arribar a conèixer, però d'alguna manera sempre hi va estar present. L'àvia ens en parlava sovint. Ella insistia sempre, a partir de l'exemple de l'avi, en la importància dels estudis. Tres paraules, «excel·lència», «esforç» i «sacrifici», planaven sobre nosaltres i van esdevenir els pilars de la meva carrera.

L'avi era un home de principis que creia en la justícia social. Explicava a les meves ties la paràbola dels talents, que diu que cada persona rep diferents virtuts, i que qui més en té més esforç ha de fer per retornar-les a la societat. Si la vida et dona més riquesa, més bellesa, més intel·ligència, o més capacitat del que sigui, tu has de tornar-li a la vida o la societat l'oportunitat que t'ha donat.

També creia en el diàleg, i de fet durant el seu mandat al campus de la Universitat Autònoma de Barcelona els estudiants van penjar un cartell on es llegia «Illa democràtica de Papà Villar». Va viure anys d'assemblees i manifestacions d'estudiants contra el règim franquista, i si bé el cos de policia armada, uniformat de gris, executava la repressió amb càrregues o intervencions on feia ús de la força, ell defensava els estudiants i els treia de les furgonetes quan se'ls estaven a punt d'emportar detinguts.

La família del meu pare prové d'Arenys de Munt, a la comarca del Maresme. L'avi, Jordi Mitjà, havia nascut a Celrà, al Gironès, on va conèixer la meva àvia, Fernanda Sarvisé, i tots dos junts es van traslladar a Arenys, on van fer arrels. L'avi era el metge del poble en aquella època en què el metge era tota una institució, un home reconegut i respectat. Molt abans que es creessin els ambulatoris, la casa del metge era també la consulta, i per aquella casa de la plaça del poble, just a tocar de l'església, desfilaven tots els pacients d'Arenys.

El seu fill, el gran de sis germans, va continuar la tradició familiar i va ser metge cardiòleg. Jordi Mitjà pare és també molt conegut a tot el poble, una persona noble, amb molts amics, esportista, gran seguidor del Barça i fidel a fer trobades amb la família i els amics sempre que en troba l'ocasió, sobretot ara que està jubilat i gaudint de la vida com només ell ho sap fer.

La meva mare, Tere Villar, que de petita vivia a Barcelona, estiuejava a Arenys, i va conèixer el meu pare amb només catorze anys. Ella també està jubilada, també és la gran de sis germanes i va treballar de metgessa intensivista. Sincera, tossuda i de personalitat forta, creu que té edat per dir i fer el que li sembli i per dedicar el temps a qui ella vulgui. La vida és curta i no hi ha temps per barallar-se amb ningú, afirma amb rotunditat. És una lectora àvida de novel·les. Tots dos, pare i mare, són persones treballadores que s'ho han hagut de guanyar tot, que ens van transmetre la cultura de l'esforç i que ens van ensenyar, al meu germà i a mi, a ser lluitadors.

Cinc oncles o ties més també van ser metges. I en una nissaga on la medicina estava tan present, ja us podeu imaginar de què es parlava als dinars familiars: de com anaven les coses als hospitals, dels avenços... Molt particularment, va ser la meva tia Maria Villar, que treballa a l'Hospital de la Vall d'Hebron, qui em va despertar la vocació de ser metge. Amb quinze anys em vaig trencar el genoll per una caiguda, i se'm va acumular tant de líquid dins de l'articulació que patia un dolor molt intens. Per primera vegada vaig entrar a un hospital, perquè em fessin una punció per evacuar el líquid i alleujar la tensió i el dolor. En aquell moment vaig saber que volia aprendre aquella professió i tenir el coneixement per guarir persones.

Per tant, més enllà de la tradició familiar, vaig sentir un veritable desig de ser metge: d'una banda, em fascinava el funcionament del cos humà, i de l'altra, també m'atreien els valors de la professió, la possibilitat de ser un bon metge amb la capacitat d'ajudar els altres. Per tot plegat, em resultava una professió apassionant.

En aquells anys també vaig descobrir una segona vocació: la d'escriure i transmetre amb molta claredat les idees als altres. En aquest cas era la meva tia Pilar Villar la que passava hores amb mi per corregir-me la sintaxi, la semàntica i l'ortografia. Però sobretot em va ensenyar que una comunicació efectiva no es redueix a la simple aplicació de les normes, sinó que també implica el desenvolupament de la intel·ligència lingüística, és a dir, de la capacitat d'expressar els pensaments amb paraules de forma precisa, i de la intel·ligència emocional, per comprendre les emocions dels altres i regular la manera com expressem el nostre pensament. Vaig començar escrivint narrativa per Sant Jordi, i ara passo moltes hores escrivint articles científics especialitzats.

Em considero una persona afortunada, doncs, per haver viscut ben acompanyat per una família gran en tots els sentits. De la meva família en vaig aprendre valors com el respecte, la responsabilitat, l'honestedat, l'esforç o la justícia social, i em van transmetre la passió per la medicina i per la comunicació clara i efectiva. I també em considero afortunat —però això no ho vaig valorar fins més tard— per haver nascut en un país desenvolupat.

La vida em va portar a fer una carrera dirigida a combatre les malalties de la pobresa. Com vaig arribar fins aquí? Doncs, segurament, per un balanç delicat entre les qualitats apreses en el si de la família —l'esforç i el sentit de la responsabilitat— i d'altres de pròpies —l'atreviment—. I també, és clar, per com em van portar els vents.

Infància i adolescència

Molt introvertit de petit i durant la primera adolescència, no vaig ser un noi fort, ni valent, ni graciós. La manera que tenia de marcar el meu lloc en el grup de companys era amb la perseverança i l'esforç. A gimnàs, per exemple, no tenia una constitució atlètica, ni jugava bé a futbol, però era tan tossut que era dels primers en les curses de resistència.

El meu millor amic va ser sempre, i ho continua sent, el meu germà Jordi. Ell és la persona en qui tinc una confiança cega, i no tindria por de posar la meva vida a les seves mans. El Jordi té tres anys més que jo. Vam créixer molt units, vam ser grans amics de jocs i d'aventures i vam passar moltes nits mirant la tele i rient fins a altes hores de la matinada. Ell era un exemple a seguir i també qui em solucionava molts problemes del dia a dia. El Jordi, la seva dona Carol i els seus fills Martí i Júlia són ara la meva família més propera.

Ser introvertit no és fàcil, en un món on es valora la sociabilitat, ser comunicatiu, expressar les emocions sense filtre, i més encara en el grup d'infants i d'adolescents, on mana el nen «popular», i on és fàcil que es desfermi la crueltat contra els nanos més tancats, els «bons nens», callats i en aparença avorrits. Per altra banda, ser introvertit porta moltes qualitats: ets més reflexiu, i possiblement també més sensible, saps escoltar, ets molt eficaç en els estudis i en la feina, i et trobes bé amb tu mateix en moments de soledat. En el meu cas, a més, res no em feia perdre de vista els valors que havia après a casa, i per a mi, per sobre de formar part de colles i equips, estudiar va ser prioritari. Ja de petit vaig ser molt bon estudiant. Posteriorment, durant la carrera vaig ser un estudiant de matrícules i vaig obtenir premis extraordinaris de llicenciatura i de doctorat. Era un noi aparentment tranquil, però per dins bullia d'inquietuds.

A l'escola tenia una colla de cinc amics nois, que, vist en retrospectiva, potser érem la colla d'extravagants (o friquis) que hi ha a totes les escoles, amb dificultats per relacionar-se amb persones de fora del seu entorn, en especial jo. Amb l'arribada de l'adolescència, l'eloqüència i la facilitat de paraula van començar a ser un valor i una forma de defensa davant d'altres nois. Vam guanyar seguretat en nosaltres mateixos i ens enfrontàvem als reptes del dia a dia amb humor. Els pobres professors van ser uns sants que van aguantar que els qüestionéssim les lliçons o que els parodiéssim.

Segurament, aquella etapa de l'institut i els mestres que van anar passant per l'aula van contribuir en major o menor grau a forjar la meva personalitat —com en tothom—, però l'únic record conscient que conservo d'aquesta contribució a qui soc ara és la del professor de filosofia, el senyor Josep Maria Palà, que va aconseguir obrir-nos els ulls i va plantar la llavor de l'esperit crític en una colla d'alumnes joves, i ens va transmetre la seva passió per la vida i la importància de perseguir els somnis sense importar el que opinen els altres.

Un bon dia, el senyor Palà va arribar a classe amb unes fotografies d'un poblet idíl·lic de la Provença francesa, Lourmarin, on estava enterrat el filòsof i premi Nobel Albert Camus, un dels pensadors que ell més estimava. La seva tomba era tan humil com la seva persona. Ens va parlar de la filosofia de la revolta contra l'opressió i la injustícia. «Què és una persona rebel? Una persona que diu que no», ens va explicar. A *La pesta*, el poble es revolta conscientment amb petits actes diaris i en la fraternitat del combat contra les seves condicions de vida davant del dolor, la por i la mort.

El senyor Palà va ser el nostre John Keating d'*El club dels poetes morts* (per a generacions més joves, seria el Merlí Bergeron de la sèrie *Merlí*). El darrer dia d'institut, igual que a la pel·lícula, li vam corejar «Oh, capità, el meu capità».

La primera lliçó a la universitat

I és amb aquesta motxilla que vaig posar els peus a la universitat, amb una il·lusió bestial per endinsar-me en totes aquelles inquietuds acadèmiques de les quals sovint sentia parlar a casa i que m'atreien tant. Però la meva primera lliçó a la universitat, i la que va acabar sent més important que tots els excel·lents i matrícules d'honor acumulats a l'expedient, no va tenir un origen acadèmic. Va ser una lliçó que vaig aprendre tot sol en un viatge que canviaria el meu caràcter i la meva vida.

Tenia vint anys. Havia començat a estudiar Medicina quan em van proposar fer un intercanvi amb un estudiant del nord de l'Índia. L'associació d'estudiants organitzava aquests intercanvis per promoure que els professionals de la salut respectéssim la diversitat cultural i treballéssim per una sanitat universal, pública i que garantís una vida digna en un món just. I vaig pensar que ja n'hi havia prou de ser el bon noi que sempre treia bones notes. Vaig acceptar. Encara no tinc clar per què ho vaig fer. Segurament volia sortir de la meva zona de confort, posar a prova els meus límits i demostrar-me a mi mateix que era capaç d'afrontar una nova experiència. I així va ser com vaig viure a l'Índia tres mesos, treballant com a ajudant en un hospital per a leprosos.

A l'Índia es van posar en alerta els meus cinc sentits. Era un xaval molt jove que havia viscut molt protegit a casa seva, en un entorn segur del món desenvolupat, i de cop em vaig haver d'espavilar tot sol a Nova Delhi. Tot just aterrar, un *rickshaw* em va portar a un barri pobre, el Paharganj, on l'activitat era frenètica; les olors, intenses, i la calor, asfixiant. Viatjava sol amb una motxilla i sense telèfon mòbil (a l'any 2000 encara no era freqüent portar-ne). Vaig sentir una angoixa intensa i el desig de tornar a casa, però vaig fer el cor fort.

L'hospital era tres-cents quilòmetres al nord de la capital, a la petita ciutat de Patiala, al Punjab. Les sales de l'hospital eren per a vint-i-cinc pacients i vaig veure per primera vegada persones que morien de pobres. Algunes patien lepra, altres tuberculosi, i totes arribaven en un estadi de malaltia molt tardà. La pobresa es manifestava en múltiples vessants: les persones no tenien accés al sistema sanitari, vivien a dies de distància a peu, i tampoc no es podien pagar les medicines. A més, no tenien l'educació per mantenir unes mesures d'higiene bàsiques per prevenir infeccions. Finalment, eren poblacions rurals i remotes sense cap influència per demanar als dirigents o als mitjans que els ajudessin. Eren els més pobres en un país de per si pobre. Va ser un xoc reconèixer de primera mà les desigualtats del món. Descobrir que el món és cruelment injust és una lliçó vital impagable.

Les conseqüències de l'experiència a l'Índia sobre la meva personalitat i la meva manera de pensar van ser grans. Llavors ho vaig passar molt malament, però ara ho recordo amb carinyo i amb un somriure, perquè a l'Índia em vaig fer fort i independent. Vaig aprendre a afrontar i a resistir situacions traumàtiques i a reaccionar positivament malgrat les dificultats. Em vaig tornar més valent, i des d'aleshores vaig intentar viure la vida amb més intensitat.

A més, en aquest viatge vaig arribar a la conclusió que calia canviar el món. Ho vaig veure clar un vespre que em van avisar perquè s'havien acabat els cilindres d'oxigen de l'hospital. A la sala hi havia un noi jove amb una afectació greu dels pulmons, i de seguida vaig pensar en ell. Va ser impossible aconseguir oxigen. Quan em vaig llevar l'endemà el pacient ja no hi era.

La meva família m'havia transmès els valors de l'esforç i la responsabilitat. Però de sobte havia sortit del camí traçat, de la zona de confort. Aquest viatge suposaria un punt d'inflexió en la meva manera d'exercir la professió en el futur, i va fer que el que havia de ser un metge convencional desenvolupés una escala de valors que em va portar a adquirir un compromís amb la salut dels més desafavorits. Al cap d'un temps vaig llegir la novel·la de Hermann Hesse *Siddhartha*, sobre un jove príncep que viu feliç entre les quatre parets del palau fins que un dia mira a l'exterior per damunt un mur i veu el patiment humà. El príncep abandona el palau i descobreix l'egoisme com a forma de patiment que condueix a la infelicitat. Avui en dia, els nostres palaus són la zona de confort i la rutina, i si en som conscients podem mirar per sobre el mur per veure el dolor físic i emocional que pateixen milions de persones.

Després del viatge iniciàtic a l'Índia vaig tornar a Barcelona per continuar la meva etapa universitària. En aquell moment tenia la convicció i sobretot la innocència de pensar que jo podia ajudar a canviar el món. Per començar, havia d'apropar-me a la població d'aquells països, i per això calia conèixer-ne els idiomes i els costums. Primer em vaig interessar pel xinès. Vaig estudiar-lo durant vuit anys a l'Escola Oficial d'Idiomes i vaig viure vuit mesos a la ciutat xinesa de Kunming, a prop de la frontera amb el Vietnam, per poder practicar-lo. Més tard, quan feia la residència, atenia molts malalts de l'Índia i el Pakistan, i també vaig voler aprendre el seu idioma, de manera que amb vint-i-vuit anys vaig tornar a l'Índia, a l'escola d'idiomes de Mussoorie, amb vistes als cims més alts de l'Himàlaia. Algun dia hi tornaré, per allunyar-me del soroll i les preocupacions.

Caldrien molts llibres com aquest per descriure tot el que vaig recollir d'aquella època d'estudiant de medicina, però en guardo alguns records que tinc molt a mà encara avui.

Recordo aquells primers anys de la facultat a l'Hospital Clínic de Barcelona com els millors de la meva vida. Només havia d'estudiar (en això me'n sortia més que bé, i m'encantava), aprendre i gaudir dels amics i dels anys de joventut. Vaig fer grans amistats, com l'Elena i molts altres que al llarg dels anys he anat retrobant, ja com a metges especialistes que treballen a hospitals de Barcelona. Als companys de carrera que vam aprendre junts a fer de metges, ens uneix un vincle emocional que dura per a tota la vida.

Recordo el primer dia que va entrar a classe el doctor Manuel Corachan, pioner de la medicina tropical al nostre país. Havia passat molts anys a l'Àfrica, però també al Pacífic i a Papua Nova Guinea, ens explicava històries exòtiques de viatgers i se sabia la geografia de tots els països. El doctor Corachan ens mostrava el món a partir de les malalties que podies contraure: ens deia on hi havia els llacs amb més risc d'infectar-se d'esquistosoma, o bé on feia prou calor i humitat per afavorir la transmissió de la malària mitjançant els mosquits. Ja mai més em vaig poder treure del cap la idea de conèixer món i d'aprendre'n sobre les malalties tropicals.

Però el que més recordo dels anys a la facultat és que per primera vegada em sentia lliure per expressar la meva sexualitat. Fins als vint anys no havia reconegut que m'agradaven les persones del mateix sexe. Va ser en el viatge a l'Índia on vaig explorar i començar a acceptar els meus sentiments. En tornar a Barcelona, havia canviat també aquest aspecte de la meva vida.

Personalitat

Jo em considero una persona afectuosa i respectuosa, però també tinc una manera de pensar crítica que m'ha costat discussions amb companys i caps. Té molt a veure amb el caràcter introvertit: no tens cap necessitat de seguir el ramat ni de complaure a ningú i desenvolupes un pensament lliure, molt teu.

També soc exigent, demano resultats i tolero malament les errades, sobretot si tenen un impacte en la salut i la vida de persones. Ja durant la residència tenia fama de ser dur: especialment, em preocupaven i m'empipaven les llistes d'espera i els endarreriments, i feia pressió per evitar-los. Soc conscient que aspectes com aquest em poden fer antipàtic als ulls de certes persones, i em sap greu que sigui així. Però la meva personalitat és aquesta i considero que, aplicada a la meva carrera professional, és més una virtut que un defecte.

Una altra d'aquestes virtuts, que als ulls de les persones conformistes sembla un defecte, és la capacitat de saltar-me la burocràcia quan no és indispensable. És a dir: l'accepto quan és necessària, però quan no cal i només hi és per inèrcia o per vici, la ignoro. És una aposta per no fer cas d'una norma només perquè «és així» o perquè «sempre s'ha fet així», que són en realitat dues idees que fan emmalaltir el sistema en comptes de servir per a res. Pensament crític, vaja!

Efectivament, el pensament lliure i crític i l'exigència extrema cap a mi mateix i cap als qui m'envolten de vegades donen una sensació d'arrogància o de supèrbia davant la mirada dels altres. Això em fa patir una mica, però no tinc pas la necessitat d'agradar a tothom. El que sí que reconec com a defecte és l'individualisme. En aquest cas, sé que és un aspecte que he de corregir, perquè la medicina, especialment si parlem d'epidèmies, ha de ser un treball d'equip. És un tret molt típic dels introvertits, també: sols, pensem molt més ràpid i som més resolutius, cosa que resulta vital en moltes situacions com a metge. Quan hem de buscar el consens i la complicitat d'altra gent tenim la sensació de perdre el temps. Sé que aquesta és una feblesa gran (que no sé si estic a temps de corregir), i que es diu que molts units sempre fan més que un de sol. De vegades, em costa trobar l'equilibri entre l'eficiència de l'individualisme i la riquesa del treball en equip.

Però, com tothom en aquesta vida, la meva personalitat també ha estat marcada per moments molt dolents. Durant l'últim any de residència, el 2010, quan en tenia vint-i-nou, em van diagnosticar una depressió major. Feia un any que havia mort la meva àvia Julia, i a més havia coincidit amb un any de molta feina a l'hospital. El primer senyal que em va posar en alerta va ser la por i la inseguretat de fer una estada a Londres per estudiar les malalties tropicals. De sobte vaig sentir pànic de sortir de la meva rutina. Em vaig començar a sentir infeliç, trist, i no sabia trobar la il·lusió per fer res. Tenia pensaments recurrents negatius, em preocupava molt per qualsevol cosa petita. Vaig perdre la capacitat de gaudir, fins i tot amb aquelles activitats que abans m'agradaven molt, com fer esport o menjar bé. A la facultat havia après que aquest estat s'anomena «anhedonia» i que és típic de la depressió. Jo, que havia estat una persona carregada d'energia i que em pensava que podia canviar el món, de cop i volta vaig caure en un pou tan fondo que em costava trobar una raó per aixecar-me als matins. El dia que no vaig aconseguir sortir del llit per por de començar el dia vaig saber que necessitava ajuda i vaig anar al psiquiatre.

Aparentment tot m'anava bé, tenia una xarxa familiar i d'amistats molt forta i sabia quin era el meu camí a la vida. Tot i així, vaig passar a ser el contrari del que jo havia estat fins aleshores. Els colors de la vida, que havien estat tan intensos i brillants, es van esmorteir. El fet que no hi hagués cap raó ni cap desencadenant concret confonia encara més una mentalitat racional com la meva, malgrat que com a metge comprenc els processos neuroquímics que ens poden portar a la depressió i que a casa teníem antecedents familiars d'aquesta malaltia tan dolorosa i invisible.

Com que és una malaltia crònica, encara ara prenc tractament cada matí i faig molts exercicis de psicologia. En contrapartida, també em valoro a mi mateix amb els peus molt més a terra. La depressió fomenta una valoració més realista de les coses, promou un estil de pensament més escèptic, i en general frena la il·lusió o l'ambició d'assolir grans fites. Molta gent m'ha titllat de narcisista durant la covid-19 perquè he tingut molt de protagonisme als mitjans; en realitat, no tinc pas un ego exagerat ni tinc pretensions d'èxit o de poder. No paro gaire atenció al reconeixement o a l'èxit perquè penso que la vida és curta i que en cent anys ningú no es recordarà del personatge que represento en aquesta història.

Un contrapunt cabdal i molt saludable a la meva manera de ser i d'actuar és el que posa la meva parella des de fa dinou anys, el Sergi Gavilán. Ell és una persona prudent, i sobretot molt sàvia pel que fa a com es pot ser feliç a la vida. De la seva filosofia de vida he après que l'important no és on s'ha d'arribar, ni el que diran de tu, sinó que es tracta de gaudir del dia a dia, dels caps de setmana junts, de les estones que passem amb família i amics, de quan sortim a fer esport, o de prendre un cafè o una cervesa al passeig marítim de la nostra ciutat, veient com passa la vida. Els millors mesos de l'any són els que podem passar junts a Papua Nova Guinea, o quan fem altres viatges arreu del món. La senzillesa i la tranquil·litat del Sergi en qualsevol moment de la vida s'han forjat en mi com un símbol de la felicitat.

Plantar cara

Com veureu en les pàgines que segueixen, la meva intervenció per lluitar contra la covid-19 a Catalunya no ha estat un camí fàcil. Com si el fet de combatre un virus desconegut, altament contagiós i letal no fos poc, llegireu que també m'he hagut d'enfrontar a nombroses crítiques, a l'obstruccionisme, a la ineficiència, a la manca de voluntat de certs gestors i a baralles polítiques que ben poc tenen a veure amb la meva persona, i menys encara amb la meva professió.

Tinc el convenciment que cal garantir el dret a la salut de totes les persones i crec en la necessitat de la transformació social per aconseguir-ho. El dret a la salut inclou l'accés assequible i en el temps degut a serveis d'atenció sanitària de qualitat suficient ja siguin de prevenció o de tractament de les malalties. Els poders públics han de protegir aquest dret a través de les mesures que siguin necessàries. No obstant això, els grups socials vulnerables o marginats solen tenir menys probabilitats de gaudir del dret a la salut. Tant és així que alguns països i grups de població estan exposats a taxes de malaltia més altes, cosa que comporta una menor esperança de vida.

Per ajudar a millorar la salut de les persones més pobres d'alguns països de l'Àfrica i de Papua Nova Guinea he plantat cara, juntament amb el meu equip i altres companys científics, a grans multinacionals extractores de petroli i minerals, i a farmacèutiques, perquè complissin la seva responsabilitat social corporativa. Hem aconseguit que aportessin milions d'euros per tractar infants amb malalties discapacitants, o que fessin donacions de milions de dosis de tractaments. És gràcies a això que estem eliminant la malaltia del pian a Papua i contribuint a la seva erradicació global. Si crec que és beneficiós plantar cara, la planto. D'aquí la idea que estic en contra de la jerarquització entre persones.

Reivindico i defenso el que penso de forma desacomplexada perquè no depenc de cap partit ni de cap jerarquia. No tinc res a perdre, ni tan sols el lloc de feina, i encara menys la felicitat. Penso que és important canviar les maneres de relacionar-nos i que és bo oposar-nos a qualsevol tipus de jerarquia injusta. Un bon exemple és la Greta Thunberg: amb subtileses no hauria aconseguit res. Ella sola ha aconseguit més per la humanitat que ningú altre en aquesta dècada. Els seus enemics s'agafen a la personalitat de la noia per criticar-la. Atacar la persona és el que fa la gent que no pot desmuntar els seus arguments.

En l'àmbit del control de la covid-19 al nostre país he utilitzat la ciència com a motor del canvi per millorar la gestió de la pandèmia. Una persona activa en recerca està en contacte amb molts investigadors del seu àmbit, forma part de l'engranatge de la generació de l'evidència i per tant sol estar al dia de les últimes novetats. A més, el meu equip i jo hem treballat per generar nou coneixement per fer front a la covid-19. Em permeto opinar com a expert perquè la meva trajectòria així m'avala. Si no em considerés expert, no opinaria més enllà del meu àmbit privat. M'hauria estalviat molts maldecaps.

De fet, penso que la contribució més gran que puc fer durant aquesta pandèmia no són els consells sobre el control de la infecció, sinó l'exemple que el poder no s'ha d'acceptar de forma acrítica, ni el caciquisme ni l'*statu quo*. No és acceptable assumir que hi ha problemes que no es poden resoldre quan això no és cert. Fa molts anys que ens creiem aquest argument, ens conformem i abaixem el cap davant de tot tipus d'abusos. En aquest país, durant molts anys, ha manat la prudència davant del poder per la por de perdre els favors o els diners dels poderosos. Això també ha passat en la crisi de la covid-19.

Veureu al llarg d'aquestes pàgines que una de les coses que més m'ha molestat al llarg de la crisi de la covid-19 és haver sentit insinuacions, quan no acusacions directes, que em col·locaven al servei d'un projecte polític determinat. Lògicament, a més de metge soc persona i tinc idees pròpies, però afirmar que aquestes idees han orientat de cap manera la meva actuació durant la pandèmia em suggereix que, com en tantes qüestions, el pecat està en l'ull que mira. Sempre he defensat el dret a la salut i he donat prioritat a reivindicar aquest dret per sobre d'altres aspectes de la política. La meva intenció era utilitzar el millor coneixement possible en benefici de la població. Tan senzill i tan contundent.

Necessitem dissidents!

«Necessitem dissidents», reclamava el doctor en Dret Antonio Pau en una entrevista a *La Vanguardia*. Persones amb criteri propi que s'apartin de l'opinió i les normes dels partits, la religió, el govern o qualsevol altre col·lectiu ideològic. «Històricament se'ls ha dit heretges, i són persones que han demostrat dues coses amb tota claredat. Eren persones extraordinàriament honrades que volien reformar la societat del seu temps. I demostraven valentia personal, perquè per defensar les seves idees van posar en joc la seva pròpia vida».

Vaig quedar impressionat quan vaig llegir aquesta entrevista. Jo també penso que necessitem nous models de conducta per al nostre temps.

Avui més que mai necessitem gent amb criteri propi i amb valentia, però moltes de les persones que ara mateix estan en càrrecs de direcció pensen que ha de prevaldre el que és políticament correcte, no sigui que rebis una allau de crítiques. Un dels grans llegats de Sòcrates, pare de la filosofia occidental, és que pensar implica qüestionar la correcció política i és, per tant, una activitat d'alt risc. «Amb bones paraules i opinions no s'avança en la resolució dels problemes. S'avança posant a prova les certeses, contrastant-les amb els fets», defensava el filòsof. Però ja sabem que Sòcrates va acabar condemnat a morir bevent cicuta per haver expressat les seves idees contràries a les creences pròpies de l'Estat.

Si tothom acceptés l'*statu quo* no hi hauria evolució. Només podem avançar posant-ho tot en dubte i marcant nous rumbs, que després seran encertats o no. És bo suggerir canvis, i cal accionar-los! Jo poso la reivindicació pels canvis socials, no per davant de la pròpia vida com feien els heretges o el mateix Sòcrates, però sí per davant del prestigi professional com a científic o metge.

Part 2
ON ACABEN ELS CAMINS

«[Cottard] Creieu-me. L'única manera de fer que els vostres homes estiguin junts [siguin generosos i solidaris] és enviar-los la pesta. I si no, mireu al vostre voltant. [...] Així com als primers temps de la pesta se sentien ferits per una colla de petiteses que significaven molt per a ells i no res per als altres, ara, al contrari, no s'interessaven sinó per allò que interessava als altres».

Albert Camus, *La pesta*

Primers anys de metge

Vaig fer la residència en Medicina Interna i Malalties Infeccioses a l'Hospital de la Vall d'Hebron. Si pogués tornar enrere tornaria a escollir ser metge o investigador en medicina. Em sento bé fent aquesta feina.

En aquest hospital vaig tenir grans mentors i exemples a seguir en la pràctica de la professió mèdica. El doctor Carles Pigrau i la doctora Isabel Ruiz, que tenen un coneixement extraordinari de les infeccions, em van ensenyar a ser un bon metge, a estar al dia dels nous coneixements i a fer-ne un estil de vida.

La residència va ser una experiència molt dura; aquest aspecte és el que més recordo. Cada cinc dies teníem guàrdia a urgències durant vint-i-quatre hores sense descans, i era freqüent que les jornades s'allarguessin fins a trenta o trenta-dues hores seguides. Els torns eren eterns, i posaven a prova la resistència física i el cicle biològic del son. Quan miro enrere sempre em venen el cap la sensació de son i l'esgotament que arrossegava en aquella època. La residència, però, també va tenir aspectes molt positius. A urgències treballàvem en equip, amb la Gemma, la Laura, l'Aleix i altres. Ens coneixíem tant i estàvem tan cohesionats que només calia una mirada per coordinar-nos i saber com havíem d'actuar quan entrava un malalt per la porta. Això ens feia ser eficients, productius i reduir les errades.

També recordo que em va ser útil saber idiomes per ajudar la població immigrant. Alguns dels pacients que veia estaven realment greus però no ho podien expressar, i altres van arribar amb malalties tropicals que desconeixíem i que van fer que em sentís encara més atret per l'especialitat. Poder parlar amb ells en la seva llengua facilitava molt el tractament, no només perquè se sentien més ben acompanyats i reconfortats, sinó perquè així els metges podíem obtenir més informació.

La vocació i els coneixements són les pedres angulars per ser un bon metge. Però com diu el doctor Vilardell, cap de Medicina Interna de l'Hospital de la Vall d'Hebron, no n'hi ha prou amb ser un bon metge: també cal ser un metge bo. I per a això cal reunir altres valors. Per exemple, la dedicació i la perseverança. De vegades ens enfrontem amb problemes difícils de solucionar, però ens hi juguem la salut o la vida de les persones, i per tant no s'hi val deixar res a mitges. També cal tenir prudència: s'han de reconèixer les limitacions de cadascú, i també qui en sap més en cada camp i comptar amb un equip multidisciplinari en el qual cadascú aporti la seva expertesa i experiència.

La medicina del tracte al pacient tal com la practicava a la Vall d'Hebron és molt bonica, però actuar en benefici de tota una comunitat em semblava molt millor. Somiava a coordinar projectes de salut internacional a països llunyans. Durant la residència vaig fer una estada a l'Escola de Medicina Tropical de Londres, per aprendre sobre medicina tropical i epidemiologia, i en acabar la residència ja tenia clar que volia aprofundir en l'estudi dels mètodes per fer recerca científica. En aquell moment vaig tenir la gran sort de topar-me amb el doctor Quique Bassat, de l'Institut de Salut Global de Barcelona, que seria el meu mentor en els anys següents i em guiaria en l'aprenentatge de l'epidemiologia i la salut internacional, o, com se'n diu ara, salut global.

Destinació: Papua Nova Guinea

Vaig trobar la meva veritable especialitat lluny de casa, quan vaig marxar als antípodes, atret per les malalties dels pobres.

El 20 de maig del 2010, en la darrera guàrdia abans d'acabar la residència, vaig rebre un e-mail del meu col·lega Russell Hays en què em proposava coordinar un projecte per combatre la malària en una menuda illa del Pacífic, a Papua Nova Guinea. Hi havia una vacant al petit hospital d'aquella illa perduda als antípodes, a més de quaranta hores de vol des de Barcelona. M'oferien fer un període de proves d'un parell de mesos.

Vaig trigar trenta minuts a respondre, el temps d'anar a sopar a la cafeteria de l'hospital. No podia deixar passar aquesta oportunitat tan exòtica.

Com que la meva parella va estar-hi d'acord, dos dies després ja tenia visat, vols i maleta llestos per enlairar-me.

Un mes abans de fer els trenta anys, vaig arribar a la petita illa de Lihir, al lloc que tornaria a regirar la meva vida i la meva carrera. És una illa de vint-i-dos quilòmetres de llarg, on hi viuen vint mil persones amb difícil accés a aigua potable i sense electricitat.

Tan bon punt vaig posar-hi els peus, els habitants de l'illa em van encomanar el seu entusiasme. Em va seduir la bellesa de les platges verges, de la selva i del clima tropical. L'oceà Pacífic està esquitxat per més de trenta mil illes de formació coral·lina i banyades per aigües de color turquesa. Papua Nova Guinea és un dels arxipèlags de la Melanèsia i hi viuen dues poblacions molt diferenciades. Els nadius de les terres altes són de pell fosca i cabells negres, parlen llengües papús i tenen un caràcter esquerp. Els nadius de les terres costaneres, on jo vaig arribar, són melanesis oceànics molt pacífics i amables; també són de pell fosca però tenen els cabells de color ros brillant, la qual cosa es deu a una variant genètica lligada al cromosoma 9. Els papús subsisteixen amb tècniques agrícoles senzilles. Escullen un tros de terreny al bosc, el desbrossen amb la destral i el foc i hi conreen tubercles. Encara ara, els homes dediquen part del seu temps a la caça del porc salvatge. L'estructura familiar és matriarcal i matrilineal, i les terres pertanyen a la dona. El que és més sorprenent per a un occidental és que el grup familiar comparteix tot el que conrea o els diners que guanyen. Això em va fer replantejar el nostre estil de vida al món occidental i els avantatges del comunisme primitiu, on no hi havia enveges, ni ressentiment social, ni jerarquies polítiques, i tots vivien en harmonia cooperant entre ells.

L'hospital havia construït uns habitatges per al seu personal. Jo vivia en una cabana de fusta ben equipada amb un matalàs i aire condicionat, i menjava molt bé. Al cap d'un temps vaig decidir prolongar la meva estada per un període indefinit, i ara ja fa més d'una dècada que hi treballo. La gent allà és una mica més reservada que aquí, però no vaig trigar gaire a fer amics, en especial la gerent de l'hospital, la meva amiga Angela Pukari i la seva família.

A Papua, els meus dies eren bastant normals. Em llevava amb el sol, a les cinc del matí, i després d'esmorzar anava a l'hospital. L'equip format pel metge, els infermers i els sanitaris era meravellós.

Cada matí arribaven amb un gran somriure i taral·lejant les seves cançons preferides. Se sentien molt orgullosos de la seva professió, i feien tot el que estava a les seves mans per ajudar els malalts. Cada dia es formaven llargues cues de pacients que havien vingut a peu des dels seus poblats o en barca des d'illes properes, sovint amb malalties més típiques de l'edat mitjana que del segle XXI, com la malària, la febre tifoide o el còlera. Teníem antibiòtics per poder tractar aquestes infeccions, però quan la cosa es complicava una mica ja no podíem ajudar a guarir els malalts. Allà no hi ha insulina per a la diabetis, ni quimioteràpia bàsica per al càncer, ni diàlisi per a la insuficiència renal. Per a un metge d'un país desenvolupat (o de renda alta), era dolorós perdre persones que s'haurien pogut curar amb tractaments molt assequibles —i ja no parlo d'intervencions quirúrgiques, cateterismes o endoscòpies, que no estan disponibles en tot el país.

Els primers anys a Papua hi vaig estar tot sol, però trobava a faltar la família i la meva parella. El 2015 per fi vaig convèncer el Sergi perquè vingués amb mi. Ell també es va enamorar de l'illa. Amb el temps vam acollir uns gossets abandonats que ens alegren la nostra vida allà, i cada cop que hem de tornar a Catalunya els deixem amb una infermera de l'hospital, la Nosi Tokome, a qui diem «mama Nosi» i que ara ja forma part també de la meva família.

A poc a poc, l'equip va anar creixent. Els projectes de recerca donaven bons resultats, i rebíem nou finançament europeu per poder ampliar-lo. El 2016 es va unir a l'equip la nostra companya gallega Camila González Beiras, que va començar com a estudiant i va acabar sent el pilar més important per a la implementació de projectes. La Camila és una tot terreny, extravertida i amb un do per al lideratge innat. També necessitàvem una persona que ens fes de punt de connexió amb Europa, i es va apuntar al projecte la Laia Bertran, una politòloga amb un coneixement profund de les polítiques de salut global. La Laia és la meva mà dreta, una persona de confiança per la seva professionalitat, franquesa i sentit comú. Amb ella dibuixo l'estratègia de futur.

Al llarg dels anys, a Lihir hem tingut altres visites d'infectòlegs i dermatòlegs que han vingut a donar-nos un cop de mà en els nostres projectes, i que finalment s'han acabat incorporant al nostre equip de forma definitiva. Tothom que venia amb nosaltres s'hi quedava. Amb els doctors Martí Vall,

Marc Corbacho i Maria Ubals hem format un equip sòlid i professional.

A Papua el Sergi i jo hi tenim el nostre armari, la nostra roba i els nostres gossets, la Ratolina i el Sikas, que estimem i que trobem a faltar quan estem lluny d'ells. Allà hem descobert nous reptes i ens hem deixat sorprendre pel món. Ens hem sentit lliures. Probablement som tan lliures com abans, però ara la sensació de llibertat és diferent. Després d'allunyar-te d'un estil de vida i aconseguir que tot funcioni a centenars de milers de quilòmetres de casa teva, sents que has trencat una cadena que era grossa. El lloc de treball de vuit a cinc deixa de ser la frontissa que ens organitza la vida. Potser treballem més que abans, però fem la feina que volem i sovint a l'hora que volem. Una cosa important de viure lluny és el sentiment d'enyorança de la família, que et fa entendre com els estimes i et fa que aprofitis totes les ocasions per dir-los-ho. El Sergi i jo hem après que la llar és qui t'acompanya, les converses a distància amb la família i els amics, i que la vida són els records en un grapat de fotografies.

Vèncer el pian

La meva estada a Lihir va ser decisiva en el meu camí professional. Des d'aleshores, el meu nom ha quedat fortament vinculat a la lluita contra el pian, una malaltia infecciosa crònica que afecta la pell, els ossos i els cartílags dels infants dels poblats pobres.

El meu primer any a Papua Nova Guinea vaig treballar com a metge i vaig desenvolupar un programa de vigilància de malalties infeccioses a la comunitat. Quan vaig visitar les escoles, vaig veure que les infeccions de la pell, i principalment el pian, afectaven greument els infants. El pian és un parent de la sífilis, i produeix úlceres grans i doloroses als braços i les cames. Si no es tracta, el bacteri pot propagar-se als ossos i causar inflamació, dolor i una desfiguració severa. El 75% dels afectats són infants de menys de quinze anys, i es transmet per contacte directe amb la pell d'una persona infectada.

La malaltia portava mig segle oblidada. Això no vol dir que no existís, ans al contrari: les anomenades malalties tropicals oblidades o desateses, com el pian, afecten una part enorme de la població mundial, però el desconeixement i el poc interès econòmic i polític que desperten fan que no es tinguin en consideració. El 1952 hi havia cinquanta milions de persones afectades pel pian a noranta països del món. L'OMS i l'Unicef van iniciar una campanya de tractament massiu amb injeccions per erradicar-lo, però es van aturar massa d'hora i el bacteri va ressorgir, i va tornar a causar estralls en els infants a les regions més pobres dels països menys desenvolupats (o de renda baixa).

El pian ha anat reemergint a les zones tropicals i rurals de l'Àfrica, Àsia i el Pacífic, on cada any més de cent mil infants pateixen la malaltia. És una malaltia de la pobresa perquè preval en llocs remots, amb difícil accés a la higiene i les medicines; el pian margina els infants i frena el desenvolupament econòmic de les famílies. Neix de la desigualtat i la perpetua.

Fins fa poc, l'únic tractament contra el pian era la penicil·lina administrada en forma d'injeccions, però les injeccions són molt difícils de fer arribar i d'administrar en zones remotes on no hi ha personal sanitari. Vam fer recerca i l'any 2012 vam descobrir que una sola dosi oral d'azitromicina és eficaç per tractar la infecció, amb unes taxes de curació del 96% i a un cost de només mig euro. Havíem trobat la solució, i amb ella, l'esperança.

L'any 2015 vam provar l'azitromicina per confirmar que l'administració massiva d'aquest antibiòtic és un mètode eficaç per frenar la transmissió de la malaltia a tota una regió. Vam tractar les vint mil persones de l'illa de Lihir i el pian va desaparèixer.

Les premisses d'excel·lència i alt impacte en les persones han estat el *leitmotiv* que ha propulsat la feina del meu equip en els darrers deu anys, i hi hem afegit la tenacitat i la il·lusió per demostrar al món que els canvis són possibles. I amb aquesta il·lusió pels resultats, vam publicar la recerca a les revistes internacionals més importants sobre medicina. I vam obtenir un immens reconeixement per l'excel·lència de la nostra recerca i per l'impacte directe que ha tingut en la vida de la gent pobra.

Animada pels nostres resultats, l'OMS va apostar per erradicar la malaltia del pian abans de l'any 2030, fet que significa eliminar tots els casos del món. Això només s'ha aconseguit amb una malaltia al llarg de la història: la verola, el 1978. L'erradicació del pian i del patiment que causa en els propers anys seria un somni fet realitat.

Traduir la recerca en beneficis per a la salut global

La recerca havia anat molt bé i havíem generat una gran quantitat d'evidències, però quan vols intervenir en les polítiques de salut a gran escala les coses no són tan fàcils. El 2012 l'OMS em va nomenar assessor tècnic per al control de malalties tropicals oblidades perquè ajudés a muntar un programa d'administració massiva d'azitromicina en catorze països. El primer que necessitàvem era una gran donació de la medicina per tractar vuitanta milions de persones que encara vivien en comunitats on el pian era endèmic, però a Occident ningú no coneixia la malaltia ni estava disposat a posar-hi diners. Tot el coneixement que havíem creat no serviria de res si no érem capaços d'aconseguir la medicina i distribuir-la.

Calia fer un gran esforç de conscienciació social i de recaptació de fons per combatre el pian i el periodista Josep Cuní va tenir la gran idea de rodar el documental *On acaben els camins*. El títol es deu a una vella dita africana: «El pian comença on acaben els camins», és a dir que afecta persones pobres que viuen en llocs rurals i recòndits, lluny de les carreteres o de les vies principals. Per arribar a aquestes persones cal anar-hi a peu, obrint-se pas a través de boscos tropicals del centre de l'Àfrica, o bé amb canoa per accedir a les illes que esquitxen l'oceà Pacífic.

A principis de l'any 2016 van arribar a Lihir Noemí Cuní, David Fontseca i l'equip de la productora Broadcaster. El documental va ser un gran repte de producció, amb un rodatge de nou setmanes. El resultat és un homenatge a les civilitzacions primitives de Papua i a la bellesa de la Melanèsia. Es va emetre per TV3 al programa *Sense ficció* i també per TV1, i la gent va reaccionar amb missatges d'ànims i estima.

El documental va ser una eina formidable per demanar que es canviessin les polítiques de control del pian. L'any 2016 es va presentar a les Nacions Unides, a Nova York, i el 2017 al Parlament Europeu, a Brussel·les, i es va exhortar els representants que assumissin la responsabilitat d'aconseguir l'objectiu de desenvolupament sostenible número 3, que fa referència a la salut i el benestar de totes les persones, i de prioritzar la lluita contra les malalties tropicals oblidades que afecten els més vulnerables. Aquestes accions no van tenir cap efecte i els alts mandataris polítics mai no van respondre a les nostres peticions.

On sí que vam tenir èxit va ser amb les negociacions amb la companyia farmacèutica brasilera EMS, que l'any 2017 va anunciar que donaria tota l'azitromicina que fos necessària per desplegar una acció global. Portàvem més de cinc anys en converses amb la gran farmacèutica nord-americana Pfizer, que té un benefici net de més de 10.000 milions d'euros cada any, però que no va voler fer cap donació per tractar el pian. Ara, mentre EMS ens continuarà ajudant a erradicar el pian sense treure'n cap més benefici que la satisfacció d'ajudar, Pfizer s'enriquirà amb la seva vacuna de la covid-19.

Per solucionar els problemes que poden aparèixer durant la distribució de l'azitromicina (em refereixo, per exemple, a l'amenaça de la resistència a l'antibiòtic), vam crear una coalició amb tres centres de recerca. El meu equip i jo treballàvem des de Papua però amb afiliació a l'Institut de Salut Global de Barcelona, que és una institució especialitzada a millorar l'equitat en la salut a escala mundial. A la Universitat de Washington, a Seattle, la professora Sheila Lukehart feia les proves de laboratori. De fet, la Sheila és la professora que m'ha ensenyat a fer recerca, a ser meticulós, rigorós i sistemàtic, i sobretot a utilitzar el llenguatge científic en les meves publicacions, de manera que transmetin de forma clara el coneixement científic. El tercer centre era l'Escola de Medicina Tropical de Londres, on el professor David Mabey, president de la Societat Britànica de Malalties Tropicals, feia les anàlisis estadístiques. Anys més tard, el 2020, el David, que em té molta estima, va ser qui em va proposar com a representant europeu per participar en una reunió de premis Nobel.

Amb un peu a Papua i l'altre a Barcelona

L'any 2019, el doctor Bonaventura Clotet, de l'Hospital Germans Trias, em va convèncer per tornar a Barcelona per treballar amb ell, i vam acordar que passaria la meitat de l'any a Papua i l'altra meitat a Barcelona.

El vaig conèixer per casualitat mentre buscava algun laboratori que pogués fer anàlisis moleculars complexes en mostres d'úlceres tropicals. De seguida em vaig assabentar que els laboratoris del doctor Clotet i el doctor Roger Paredes eren capdavanters en aquestes tècniques. Quan vaig visitar les seves instal·lacions vaig tenir la sensació que hi havia un ambient vibrant de recerca, amb un gran nombre d'investigadors que debatien sobre noves idees i hipòtesis des de diferents punts de vista.

El doctor Clotet em va proposar que utilitzés a Catalunya tot el coneixement que havia adquirit a fora. L'oportunitat per a mi era clara i molt atractiva: tindria la possibilitat de treballar amb el millor investigador del nostre país, com assenyalen els indicadors bibliomètrics que permeten quantificar la visibilitat i l'impacte de les seves publicacions científiques (és a dir, el nombre de publicacions i el nombre de vegades que aquestes són citades per altres investigadors). El doctor Clotet ha creat a Catalunya un equip de doscents investigadors que el converteixen en el grup de recerca en malalties infeccioses més potent d'Europa.

Em van contractar per treballar en la secció de malalties transmissibles i salut internacional. Actualment coordino un grup de recerca en aquest centre, però mantinc un vincle molt fort amb Papua Nova Guinea, on encara hi passo temporades llargues cada any. A Papua fem recerca de forma activa, i no sé si algun dia trobarem el moment o les forces per deixar d'anar-hi, perquè tant el Sergi com jo tenim el cor dividit entre dues terres.

El nucli de la meva feina a Barcelona ha estat la recerca en la readaptació de fàrmacs per combatre infeccions. El meu equip treballa amb agents terapèutics que ja existeixen i estan comercialitzats per trobar-los un nou ús en una malaltia infecciosa diferent. De vegades, un fàrmac emprat en una malaltia resulta tenir un efecte beneficiós en una altra, i cal fer estudis científics per demostrar-ho. El cas més conegut és el de la Viagra (sildenafil), que s'utilitzava per a la hipertensió pulmonar i es va veure que també era útil per a la disfunció erèctil.

Aquesta estratègia és molt convenient per a les malalties relacionades amb la pobresa, en què la indústria farmacèutica no està interessada a invertir gran quantitat de diners per dissenyar nous fàrmacs basats en una nova estructura química perquè probablement no obtindrien un retorn econòmic de nous agents terapèutics que només tindrien sortida al mercat dels països menys desenvolupats. La readaptació de medicaments és més ràpida i barata que el descobriment de nous fàrmacs, perquè requereix menys experiments al laboratori i menys assajos clínics. Lluny de ser un procés fruit de la serendipitat —que és la manera que tenim els científics de referir-nos als descobriments casuals—, nosaltres estudiem a fons els fàrmacs i escollim els millors candidats basant-nos en les característiques del genoma del bacteri o en el comportament de l'antimicrobià dins del nostre cos. Un altre avantatge és que els medicaments que readaptem solen ser genèrics, que es poden comprar i distribuir per un preu baix.

El 2019 vam aconseguir una de les beques més prestigioses del Consell Europeu de Recerca: una subvenció d'un milió i mig d'euros per readaptar medicines per tractar la sífilis. Era prioritari fer recerca sobre aquesta infecció de transmissió sexual que des de l'any 2000 ha multiplicat per set el nombre de casos a Barcelona (l'any 2018 va haver-hi 1.100 nous casos de sífilis), i que afecta sobretot la població d'homes que tenen relacions sexuals amb homes. Amb aquesta subvenció tenim el potencial de convertir Barcelona en un referent en la lluita contra les infeccions de transmissió sexual.

Els reconeixements

Per la recerca sobre el pian vaig obtenir nombrosos premis, com el que em va concedir la fundació suïssa Anne-Maurer Cecchini, el premi de l'Associació de les Nacions Unides a Espanya i el premi Alfonso Comín. Un dels que més il·lusió em va fer va ser el premi Català de l'Any 2016, que va ser el resultat d'una votació popular, i que per tant, més enllà dels mèrits científics, el que premiava era la meva contribució a millorar la vida de la gent. Ser català de l'any com a successor de sor Lucía Caram i d'Òscar Camps va ser un gran estímul.

Abans, però, va arribar el premi Príncep de Girona 2013 en investigació científica, quan Felip de Borbó encara era príncep. Confesso que no em sento gaire còmode amb aquest guardó. El mateix dia que me'l van concedir, va haver-hi un sopar de gala amb Felip de Borbó i els membres del patronat, on hi havia presidents o representants de gairebé totes les empreses de l'Ibex-35 (Banc de Sabadell, Bankinter, BBVA, Caixabank, Colonial, Endesa, Iberdrola, Indra, Inditex, Melià, Repsol, Siemens o Telefónica, entre d'altres). També hi havia els amos dels mitjans de comunicació i els membres del govern de Madrid. Vaig veure molt clarament que la monarquia estava molt vinculada a l'Ibex-35, als mitjans i al govern de Madrid, i viceversa. Tots buscaven un lloc al voltant del monarca per fer-se fotos i omplir-lo de lloances. Allò em va fer pensar que vivim en una societat poc moderna, on més que haver-hi un govern del poble (el que seria una veritable democràcia) són uns pocs oligarques poderosos els qui governen.

Durant aquell any vaig mantenir un contacte freqüent amb la Fundació Príncep de Girona, i em vaig sentir molt estimat per la directora i per altres persones que hi treballaven. Com a premiat, era costum que em convidessin a algunes cerimònies amb Felip de Borbó, i vaig assistir almenys a dues o tres gales o sopars de luxe servits per xefs de primera categoria i amb personalitats importants del món de la política i l'empresa com a convidats. La princesa Letícia es mostrava més interessada per les històries sobre la *copla* andalusa o l'art mural a Nova York que no pas per la ciència o les tasques humanitàries a l'Àfrica. Jo només pensava en com gent tan rica i poderosa em podria ajudar d'alguna manera en la meva lluita contra el pian i a favor de la gent pobra de Papua. Els convidats sempre eren acollidors i amables amb mi, i després d'una breu conversa ja m'havien ofert sortir a la contraportada d'un dels principals diaris del país, o bé establir una col·laboració per finançar-nos una de les estades a Papua. Tot era fàcil, però hi havia alguna cosa que em grinyolava. Sentia que tots els diners que es malbarataven per crear aquella opulència es podrien haver destinat a ajudar gent necessitada. Una dosi d'azitromicina no arriba a mig euro: no m'ho podia treure del cap. Per què no, en comptes de vestir trajos cars, podríem vestir tots amb samarreta i jersei i donar la diferència a aquells que no tenen accés a recursos essencials?

Més endavant van arribar els escàndols de corrupció del pare, Joan Carles de Borbó, i les caceres a l'Àfrica i al centre d'Europa. Si una cosa no puc suportar és que es matin animals per plaer. Són bèsties indefenses davant d'una arma de foc. No és gens valent disparar a qui no es pot defensar: ho trobo repugnant. I em sembla indecent la despesa de cent mil euros de Joan Carles per comprar tres escopetes de caça, molt pitjor que el fet que es gastés milions en viatges de luxe i altres divertiments.

Finalment, va arribar el discurs de Felip de Borbó el dia 3 d'octubre del 2017. Vaig sentir que, si més no com a premiat de la Fundació Príncep de Girona, havia de tenir veu. La raó de ser de la fundació és promoure que els joves construeixin un món més just i que assumeixin riscos per induir canvis a la societat. Això vaig fer, i vaig demanar a Felip de Borbó que es disculpés pel discurs del 3-O després de la violència policial i que donés suport al dret a la llibertat de reunió pacífica. Em van trucar de la Casa Reial, i em van dir que l'Estat té dret a l'ús legítim de la violència, que si no com haurien pogut fer fora els acampats del 15-M? Em van deixar de pedra. Però encara n'hi va haver més: també em van confessar que tenien la sensació d'estar en una preguerra civil, amb preparatius per a actuacions subversives majors. Em van dir que els ferits eren falsos i que hi havia hagut manipulacions russes en la informació. Finalment, com que jo insistia en el desacord amb les paraules de Felip, em van revelar que tots els discursos del monarca estan obligats a passar abans per Moncloa perquè hi facin retallades, afegits o modificacions.

Jo vaig explicar-los que, des de la meva especialitat mèdica i científica, fa anys que lluito pels drets humans, i que havia vist com altres països adoptaven polítiques de resolució pacífica davant els conflictes territorials, fins i tot Papua Nova Guinea, on tenien l'exemple recent del referèndum a l'illa de Bougainville, però també molts territoris anglosaxons. «Espanya hauria de deixar de banda l'ús de la força policial, res no justifica els mitjans emprats, basats en els cops i la violència»: així vaig deixar clara la meva postura.

Part 3

COVID-19: QUE VE EL LLOP!

«Quan esclata una guerra, la gent diu: "Això no durarà, és massa estúpid". I sens dubte una guerra és realment molt estúpida, però això no és obstacle perquè duri. L'estupidesa insisteix sempre: ens n'adonaríem si no penséssim sempre en nosaltres mateixos».

Albert Camus, *La pesta*

Per comprendre la infectologia

La meva tesi doctoral es va titular *Estratègies per al control de les malalties infeccioses relacionades amb la pobresa.*

La infectologia és una branca de la medicina interna que se centra en el diagnòstic i el tractament de les infeccions. Busca la comprensió exhaustiva de la forma com es produeixen les infeccions bacterianes, víriques, fúngiques i parasitàries en humans i com es presenten clínicament, així com coneixements sobre els agents antimicrobians, la resistència als antibiòtics i les vacunes. Però el nivell de subespecialització és tan gran que els infectòlegs ens dividim en tres grans grups:

1. L'atenció ambulatòria del VIH.

2. La gestió dels antibiòtics a l'hospital per a infeccions greus o multiresistents.
3. El control de les infeccions comunitàries: les infeccions de transmissió sexual, la tuberculosi o les malalties tropicals i emergents, com la covid-19.

Jo vaig tirar per la tercera branca.

Al llarg de la història, la humanitat ha patit el cop de diverses malalties que es van estendre ràpidament i van produir epidèmies i pandèmies que van deixar al seu pas un gran nombre de morts. Aquestes epidèmies i pandèmies eren conegudes en l'antiguitat com a plagues o pestes, a causa de la creença que representaven un càstig diví.

S'ha especulat que els nostres avantpassats van patir la primera gran epidèmia poc després de l'origen de l'humà modern, la subespècie *Homo sapiens sapiens*, fa cent mil anys, quan vivien a la sabana africana. És possible que la tripanosomiasi africana (o malaltia de la son) fos una de les raons que van empènyer els nostres ancestres a migrar des de l'Àfrica cap al Pròxim Orient per escapar-se de la malaltia. Durant l'edat mitjana hi ha registres de grans epidèmies causades per la pesta negra, fruit de la infecció pel bacteri *Yersinia pes-*

tis, que causa febres altes i inflamació dels ganglis o bubons. Al segle XIV la pesta negra va arribar a Europa provinent d'Àsia. Durant el seu pic, al voltant del 1350, va matar prop de la meitat de la població d'Europa i una cinquena part de la població mundial. Van morir 25 milions de persones a Europa (de 45 milions) i 70 milions de persones a tot el món (de 350 milions) —Europa, la Xina, l'Índia, Rússia, l'Orient Mitjà i l'Àfrica—. La pesta va tenir un efecte devastador en el desenvolupament polític i econòmic durant l'època medieval.

La novel·la *El metge*, de Noah Gordon, explica que en aquells moments Europa es trobava en una època fosca i Pèrsia tenia un coneixement molt més avançat en medicina. La novel·la explica com el metge filòsof persa Avicenna (any 1000 dC) va ser el primer que va recomanar prendre mesures de salut pública per reduir la transmissió de la pesta negra, i va apuntar les rates com a transmissores de la infecció (efectivament, eren les puces de les rates les que portaven el bacteri). Però va ser el metge de l'Alguer Quinto Tiberio Angelerio qui es va adonar que també hi havia transmissió entre humans per les gotes respiratòries, i va recomanar mesures sorprenentment semblants a les que hem emprat per controlar la covid-19: mantenir una distància de dos metres, evitar les encaixades de mans, que anés a comprar una sola persona per llar i que els malalts fessin aïllaments.

Al segle XVI, la mort de milions d'asteques a Mèxic després de l'arribada d'Hernán Cortés es pot explicar també per una epidèmia causada pel virus de la verola. Els espanyols hi tenien immunitat natural, però per contra els indígenes no, de manera que amb l'arribada dels *conquistadores* les epidèmies de verola i xarampió van eliminar la majoria de la població indígena americana.

L'última gran pandèmia va ser la de la grip del 1918 (anomenada espanyola), que en dos anys va matar entre 50 i 100 milions de persones al món (entre el 2,5% i el 5% de la població mundial, de 1.800 milions).

Diuen que cada cent anys hi ha una gran pandèmia i que a nosaltres ens ha tocat viure la gran pandèmia del segle XXI. A diferència de totes les anteriors, però, per primera vegada nosaltres teníem eines per poder-hi fer front. Des que Alexander Fleming va descobrir la penicil·lina, el primer antibiòtic, el 1928, s'han descobert centenars d'agents terapèutics que maten els microorganismes o n'aturen el creixement, i en els darrers cinquanta anys hem desenvolupat la capacitat de diagnosticar les malalties infeccioses. Durant el segle XX, la teràpia antimicrobiana i la microbiologia van experimentar un avenç més gran que mai en la història. Podríem dir que som la primera generació amb eines per erradicar les malalties infeccioses del món.

Els descobriments d'eines per combatre les malalties infeccioses són, per tant, molt recents, i a mesura que hem tingut les eines s'han pogut dissenyar estratègies per combatre les infeccions. Aquests avenços van promoure la creació de dos organismes internacionals de primer ordre especialitzats a gestionar polítiques de prevenció de malalties i intervencions en la salut d'abast mundial. Així, el 1942 es va fundar el Centre per al Control i la Prevenció de Malalties (CDC, per les sigles en anglès) dels Estats Units, i el 1948 es va crear l'OMS (l'Organització Mundial de la Salut), amb l'objectiu fundacional de combatre la malària i altres malalties infeccioses com el pian.

Avui, a l'OMS hi ha una secció que s'encarrega de coordinar els programes per controlar les infeccions de la comunitat, i que planteja abordar-les a través de cinc estratègies:

- Administració de tractaments massius.
- Intensificació de la cerca de casos i contactes.
- Control de mosquits i altres vectors transmissors.
- Mesures veterinàries d'animals domèstics i bestiar.
- Millora de l'aigua i el sanejament.

Cada malaltia cal combatre-la amb una estratègia o combinació d'estratègies. A Papua, per exemple, el nivell d'algunes malalties és tan elevat que per combatre el limfedema de la filariasi limfàtica, la ceguesa per tracoma, els paràsits intestinals o les infeccions de la pell com la sarna o el pian, per posar alguns exemples, emprem el tractament massiu amb antimicrobians orals.

En canvi, l'estratègia que havíem d'usar per a la covid-19 era la intensificació en la cerca de casos i contactes, a més de les mesures de distanciament. Quan no hi ha un tractament oral en dosi única per fer tractaments massius, o fins i tot quan no hi ha cap tractament, com és el cas de la covid-19, aleshores el que hem de fer és cercar tots els casos per aïllar-los i evitar que infectin altres persones.

Un cop s'ha decidit quina és la millor estratègia, cal operativitzar un programa de salut, que pot ser horitzontal o vertical. Un programa horitzontal és aquell que dona una resposta àmplia a les problemàtiques de salut de la població a través d'estructures sostenibles i sòlides però també poc flexibles. Bàsicament, així és com funciona el nostre sistema de salut. Un programa vertical, per la seva banda, és un conjunt d'activitats dirigides únicament a controlar o eliminar una malaltia específica.

L'OMS recomana els programes verticals en situacions d'emergència o quan hi ha escassedat de recursos. Aquesta estratègia no és perfecta, però és molt àgil i permet fer front a epidèmies i pandèmies com la de la covid-19. Els programes verticals sovint no s'integren en els serveis generals de salut, sinó que s'organitzen per separat mitjançant una estructura paral·lela, i tenen un finançament autònom i una operativa separada. La seva efectivitat és alta per la claredat en els objectius, centrats en un tema definit, cosa que simplifica la formació de personal específic i l'execució de les activitats. Amb les estratègies verticals es poden aconseguir més fàcilment objectius a curt termini, i són més fàcils de monitorar. L'objectiu sempre és diàfan: controlar la malaltia infecciosa.

Atacar una epidèmia al món occidental

Ara bé, els problemes van venir a l'hora de fer la translació d'aquests programes verticals a casa nostra. Els països menys desenvolupats hi estan avesats, però nosaltres no, i en aquest sentit és normal que hi hagi reticències i resistències des dels sectors polítics i econòmics, i fins i tot des de la societat. També ens hem trobat que el nostre sistema de salut no ha tolerat els inconvenients relacionats amb aquests tipus d'operatives, com la possibilitat que els sistemes informàtics no estiguin integrats, la duplicació de les cadenes de subministrament, o les interrupcions d'altres activitats específiques.

El problema que descric no és banal. Caldrà analitzar-lo amb deteniment, perquè ha estat un dels principals obstacles per poder fer front a la pandèmia d'una manera ràpida i eficaç al nostre país. No estàvem acostumats a reaccionar enfront d'emergències sanitàries infeccioses, i no hem arribat al llindar mínim de rapidesa, eficiència o intensitat que l'OMS hauria exigit a qualsevol país. No hem assolit gairebé cap dels aspectes clau per executar amb èxit el programa de control d'una emergència infecciosa, com són la posada en marxa d'un sistema de governança àgil, la reorientació dels serveis de salut, el canvi radical de dedicació del personal, el finançament congruent amb el procediment i el desenvolupament de sistemes d'informació convenients.

L'enemic públic número u del món

El dia 12 de febrer, l'OMS va donar nom a una nova malaltia, la covid-19. «Els la lletrejaré», va dir el director general de l'organisme, el doctor Tedros Adhanom. «C-o-v-i-d, guió, dinou». Tot seguit la va declarar «l'enemic públic número u del món».

Tot just dos dies abans, el 10 de febrer, dilluns, m'havia arribat a les mans un article científic que descrivia una pneumònia xinesa causada per un virus similar al de la SARS. Les proves mèdiques havien demostrat que l'agent causant era un coronavirus, el SARS-CoV-2. El que em va impactar de l'article va ser que els TAC toràcics d'aquests malalts mostraven lesions o infiltrats pulmonars extensos. Vaig pensar que era una malaltia potencialment molt greu, i això em va despertar les alarmes. No s'assemblava a les infeccions emergents d'anys anteriors.

Feia dies (de fet, des de mitjans de gener) que llegia notícies als diaris sobre una nova infecció que s'havia originat a la Xina. L'espectacular imatge de la construcció d'un hospital en tan sols deu dies es va fer viral a la xarxa. També va ser notícia el que va passar al creuer britànic *Diamond Princess*, on més de 700 passatgers dels 3.700 que duia es van infectar i 14 van morir. Malgrat tot, jo no hi havia donat gaire importància. En les últimes dues dècades s'han produït moltes falses alarmes sobre l'emergència de nous virus, majoritàriament a Àsia, i com en la faula del pastor mentider que crida tantes vegades «Que ve el llop!», ningú semblava estar inquiet ara que el perill era real.

Falsa alarma? Transmissibilitat i letalitat

Els infectòlegs i els epidemiòlegs mesurem la gravetat d'una epidèmia segons dos factors: primer, la letalitat, és a dir, el nombre de morts entre el total d'infectats, i segon, la transmissibilitat, o sigui, l'eficàcia amb què el virus s'encomana entre humans.

Entre els virus emergents des de l'any 2000, alguns tenien altes taxes de letalitat però no van materialitzar l'amenaça perquè la transmissió entre persones no era eficaç. És el que va passar amb el SARS-CoV-1 (2002, Canton, Xina), la grip aviària H5N1 (2003-2006, Xina i sud-est asiàtic) i el MERS-CoV (2012, Aràbia Saudita i Corea del Sud), que només van afectar uns milers de persones, majoritàriament a la zona on havia sorgit el virus, i van causar uns pocs centenars de morts; el que més, el SARS-CoV-1, amb 765 morts.

Per contra, altres virus, com la grip porcina H1N1 (que va generar la pandèmia del 2009), tenien una alta transmissibilitat entre humans, però una letalitat molt baixa (inferior al 0,1%). Els esforços per contenir aquest brot d'H1N1 del 2009, després de començar a Mèxic, van fracassar i els casos es van estendre arreu del planeta: va infectar fins a una quarta part de la població, i va posar fi a la vida d'unes 300.000 persones a tot el món (unes 4.000 a Espanya), que són xifres semblants als morts per la grip estacional. El virus de la grip porcina H1N1 del 2009 segueix circulant avui dia, i ja es considera que és un virus més entre el grup de virus que causen la grip estacional («grip normal») al nostre país.

La letalitat d'un virus incrementa en funció de la seva virulència, que és la capacitat d'un microorganisme per causar dany a l'organisme de la persona infectada. La transmissibilitat depèn de diversos factors. Primer, la contagiositat de la persona infectada (hoste emissor) que alberga la infecció. En general, com més alta és la càrrega de virus al cos durant la malaltia, més quantitat de virus expulsa la persona i més infecciosa és. Al contrari, hi ha persones infectades que no són infeccioses si la quantitat de virus que tenen és molt petita. Segon, la duració de la infecció (com més duri, més temps té per transmetre l'agent infecciós). Tercer, el nombre de contactes que tingui una persona infectada amb persones susceptibles (una persona que tingui moltes interaccions socials té més oportunitats de contagiar la malaltia a altres persones). Quart, la infectivitat, això és, la capacitat del microorganisme per envair i multiplicar-se a l'ésser humà; aquesta és una característica intrínseca del patogen. Cinquè i últim, la susceptibilitat o immunitat de l'hoste receptor (contacte exposat). És a dir, si un individu té un grau d'immunitat alt davant d'un microorganisme, és menys probable que s'infecti. De la interacció d'aquests cinc factors s'infereix la taxa de transmissibilitat R0, que ens diu el nombre de persones que s'infecten a partir d'una sola persona infectada.

Febrer del 2020: suspeneu el Mobile!

El 10 de febrer, dos dies abans que el doctor Adhanom donés nom a la malaltia, els meus col·legues i jo vam tenir una discussió que em va portar a entrar a Twitter i llançar un avís: «Ajornar el Mobile World Congress 2020 seria una decisió encertada per evitar que arribi el coronavirus a Barcelona».

En un primer moment havia pensat que el SARS-CoV-2 seria un virus d'alta gravetat però poc transmissible, i que, per tant, no sortiria de la Xina. De totes maneres, navegàvem en aigües desconegudes i vaig buscar una mica més de certesa entre els meus col·legues experts en la transmissió de malalties infeccioses. Vaig contactar amb el meu col·lega més proper, el Michael Marks, de l'Escola de Medicina Tropical de Londres, i tots dos junts vam trucar a un col·lega del servei d'intel·ligència epidemiològica dels Estats Units que estava destinat a Alaska. Ells ho veien clar: la possibilitat que es propagués el virus era real.

La taxa de letalitat de la infecció per SARS-CoV-2 a la Xina s'havia calculat que era propera al 2%, però fora de la Xina era del 0,2% (semblant a la grip estacional «comuna»). Inicialment vam interpretar que la diferència era deguda al fet que els serveis sanitaris xinesos estaven col·lapsats i no podien atendre els pacients de forma òptima, i que a més no havien registrat milers de casos lleus. Tot plegat feia que potencialment hi hagués un biaix (o increment irreal de la taxa de letalitat a la Xina).

De seguida vam veure, però, que les xifres de morts fora de la Xina també s'incrementaven per sobre del 2%, i per tant el SARS-CoV-2 es revelava com un virus deu vegades més letal que el de la grip estacional.

La transmissió de la infecció semblava que era alta i difícil de controlar. Segons models matemàtics desenvolupats per l'Escola de Medicina Tropical de Londres, amb només tres infeccions importades hi havia una possibilitat de més del 50%

que esclatés un brot local. També van calcular que la taxa de transmissibilitat (R0) era de 2,6, és a dir, que de mitjana una sola persona infectada contagia 2,6 persones. Si es té en compte que el període d'incubació (temps que passa entre l'exposició al virus i el desenvolupament de la infecció) era de cinc dies de mitjana, això vol dir que cada cinc dies el nombre de casos es multiplicava gairebé per 2,6. O dit d'una altra manera: que cada cas infectava gairebé tres contactes, i cadascun d'aquests tres més, de manera que la sèrie continuava així (27, 81, 243, 729...), i en deu passos i cinquanta dies arribàvem a cinc-centes mil infeccions.

Els paràmetres de transmissió eren més semblants, doncs, als de l'epidèmia del virus H1N1 del 2009 (la grip porcina), que es va expandir a cent vint països en menys de tres mesos, que no pas als dels altres virus del grup de la SARS.

Però era possible que la infecció arribés al nostre país? La probabilitat que s'exportés un cas de covid-19 de la Xina a altres països depenia del nombre de casos del focus d'origen i del nombre de viatgers sortints. S'esperava que al Mobile World Congress (MWC) hi acudissin prop de vint mil persones provinents de la regió d'Àsia-Pacífic, i més de cinc mil de la Xina. A més, entorns confinats i atapeïts de gent (com els d'una fira o una conferència) són ideals per a la transmissió de virus respiratoris.

Al meu entendre, amb aquesta exposició de fets podíem concloure que la celebració del Mobile World Congress es configurava com un escenari de risc per a la propagació del coronavirus, i per això vaig advocar per la cancel·lació de l'esdeveniment per evitar l'arribada del virus al nostre país. Però la posició de les administracions públiques (el govern de Madrid, la Generalitat de Catalunya i l'Ajuntament de Barcelona) era contrària a suspendre el congrés: s'oposaven a la cancel·lació de l'esdeveniment. Asseguraven que no hi havia cap raó de salut pública que aconsellés prendre aquesta mesura.

La veu discordant

Nedava contra corrent. Els companys epidemiòlegs reputats i les autoritats competents feien una crida a la calma i repetien a totes les cadenes de televisió que no hi havia motius medicosanitaris que impedissin celebrar esdeveniments com el Mobile. «L'alarmisme té conseqüències», advertien, «no és una malaltia que hagi de preocupar la població», «la incidència de la grip al nostre país és molt més gran que la del coronavirus a la Xina».

Em vaig convertir en la veu discordant.

Vaig intentar explicar que les restriccions en els viatges i la cancel·lació d'esdeveniments retardarien la propagació de virus per tot el món. Posteriorment hem sabut, a través d'estudis genètics de milers de mostres virals, que la gran entrada de casos a la península Ibèrica es va produir al febrer a través de Madrid i de València, coincidint amb la celebració d'una fira i d'un esdeveniment esportiu, respectivament.

L'11 de febrer, l'endemà que defensés suspendre el Mobile, Jordi Basté, de l'emissora RAC1, em va demanar una entrevista. Abans de parlar-hi, quan entrava a l'hospital ben d'hora al matí, el mòbil no em parava de sonar. Primer vaig parlar amb el meu cap, el doctor Bonaventura Clotet, que em va avisar que li havien trucat amoïnats del departament de comunicació de l'hospital demanant que intentés rebaixar el to de les meves declaracions. Una altra trucada va ser la del director de Comunicació de l'Institut Català de la Salut (ICS), que em va etzibar que era un alarmista i que no seguia el missatge consensuat, i em va advertir que hi havia una directriu segons la qual el personal de l'ICS no podíem fer declaracions públiques. Li vaig respondre que considerava que estava fent un raonament científic ben argumentat i que abans marxaria de l'ICS que deixar de donar informació que creia rellevant per a la ciutadania.

Aquell matí tan intens va seguir amb la trucada de Jordi Basté, a qui vaig explicar els arguments pels quals creia que calia aturar el Mobile, però vaig endolcir les declaracions per no empitjorar el conflicte amb els meus caps. A RAC1 vaig declarar que la infecció era lleu, i vaig destacar la dada sobre la taxa de letalitat baixa, del 0,2%, fora de la Xina (que en aquell moment era la veritat). Aquesta declaració em perseguirà sempre. Reconec que vaig cedir a les pressions i vaig treure importància al risc de l'epidèmia. Les declaracions són les que són.

Ràpidament, però, vaig rectificar. El meu cap, el doctor Clotet, es va avenir a la idea que, si els arguments eren sòlids, valia més explicar la situació tal com la vèiem, sense matisos. Així doncs, el dia 13 de febrer vaig escriure una «Tribuna» al diari *El País* sobre la necessitat de plantejar-nos la gravetat de la infecció viral i per què era necessari suspendre el MWC. El mateix dia 13 de febrer els responsables del congrés el van acabar anul·lant.

Un virus desconegut

Un factor que incrementava la inquietud davant el nou coronavirus SARS-CoV-2 era el desconeixement.

És un virus diferent dels seus parents propers, els coronavirus humans clàssics (que es coneixen per les sigles OC43, HKU1 i NL63), que ens visiten cada hivern en forma de refredats. En la covid-19, més del 80% de les persones que contrauen la infecció experimenten símptomes lleus de refredat, però en el 15% dels pacients es desencadena una reacció del sistema immunitari que causa una pneumònia, i en el 5%, insuficiència respiratòria o fallada d'altres òrgans. De la mateixa manera que en qualsevol infecció respiratòria, les persones d'edat avançada són les més vulnerables a les formes greus de la malaltia.

El SARS-CoV-2 també és un virus diferent dels seus altres parents, els coronavirus causants de pneumònia atípica, el SARS-CoV-1 i el MERS-CoV, que tenen una manifestació clínica semblant a la covid-19 però una transmissibilitat molt baixa.

La preocupació per la salut global en relació amb el SARS-CoV-2 es trobava en la combinació de la gravetat de la seva manifestació clínica i el gran potencial de propagació. Des de la grip del 1918, els virus greus que havien arribat s'encomanaven molt poc i els que es transmetien amb facilitat eren poc greus. El de la covid-19 és el primer virus potencialment greu i molt contagiós, totes dues coses alhora, des de fa un segle.

La possibilitat d'una pandèmia

Encara no quedava clar si en aquell moment era possible prevenir una pandèmia, és a dir, evitar que la malaltia s'estengués a múltiples països en continents diferents, i que afectés una gran quantitat d'individus de cada país. La Xina estava combatent amb contundència aquesta possibilitat establint un mur de contenció al voltant de la província de Hubei (on es troba la ciutat de Wuhan, epicentre de la covid-19), i amb la imposició d'un confinament marcial als habitants d'aquesta regió: ningú podia sortir de casa i el govern els repartia el menjar a domicili. Els gràfics començaven a mostrar els primers senyals que les mesures aplicades tenien el potencial d'eliminar la propagació del virus en aquest territori, i encara més important, s'havia aconseguit que l'epidèmia no s'escampés de forma greu a les grans ciutats xineses, com Pequín o Xangai.

El 15 de febrer jo encara creia que era possible evitar la pandèmia, però persones eminentment qualificades —com el microbiòleg Peter Piot, director de l'Escola de Medicina Tropical de Londres— pensaven el contrari. Si no s'aconseguia contenir els focus a la Xina, la resta del món estava preparada per tenir una epidèmia del nou coronavirus? La resposta curta i contundent era que no. La directora del Centre Nacional d'Immunització i Malalties Respiratòries dels Estats Units, Nancy Messonnier, va advertir que era millor ser recordats per haver fet massa que per haver fet massa poc. Crec que molt pocs la van escoltar.

El 24 de febrer la por d'una pandèmia havia augmentat amb l'increment de nous casos fora de la Xina. Es va informar que s'havia detectat la malaltia a l'Orient Mitjà, incloses les primeres infeccions a Israel, el Líban i l'Iran. Però el que més ens preocupava era que durant el cap de setmana Itàlia havia patit un brot que va requerir el tancament d'escoles i comerços, i s'esperava que els casos augmentessin significativament. Ara sí que tenia clar que el virus seria pandèmic. «La preparació per a la potencial emergència de salut és la resposta més adequada en aquest moment», vaig escriure en un article de l'agència del Servei d'Informació i Notícies Científiques (SINC). «L'experiència mostra que una resposta ràpida i eficient és possible si les decisions operatives es prenen abans de l'esclat d'una crisi. És millor no improvisar sobre la marxa», afegia.

Jo tenia bitllets d'avió per marxar el 26 de febrer a Papua Nova Guinea amb tot l'equip d'investigadors, però l'agència de viatges ens va avisar que havien cancel·lat els vols amb escala al sud-est asiàtic. Aleshores ens vam reunir amb la Laia i el Sergi i tots tres junts vam decidir que els propers mesos ens quedaríem a Barcelona per fer recerca sobre la covid-19.

Part 4
LA CARA MÉS DURA DE LA COVID-19

«La plaga no és feta a la mesura de l'home i per tant ens diem que la plaga és irreal, que és un mal somni que passarà. Però no sempre passa. [...] Els nostres conciutadans s'oblidaven de ser modestos, i pensaven que tot era possible per a ells, cosa que suposava que les plagues eren impossibles. Continuaven fent negocis, projectaven viatges i tenien opinions. Com haurien pogut pensar en la pesta, que suprimeix el futur, els desplaçaments i les discussions? S'imaginaven que eren lliures, i ningú no serà mai lliure en tant que hi haurà plagues.

[...] Mentrestant, el metge sabia que si les estadístiques continuaven pujant, cap organització no ho resistiria, que els homes acabarien morint a piles i podrint-se pels carrers, malgrat les administracions, i que la ciutat veuria com a les places els moribunds s'aferrarien als vius amb una barreja d'odi legítim i d'estúpida esperança».

ALBERT CAMUS, *La pesta*

Allà on no es fan tests el virus no existeix

L'OMS havia preparat un document d'orientació que agrupava les mesures per preparar-se per patir una pandèmia en tres pilars d'acció.

El primer pilar era el testeig de casos sospitosos i la vigilància epidemiològica per mesurar l'estat de l'epidèmia i aplicar les mesures de salut pública adients en cada moment.

El segon pilar era la planificació sanitària, de manera que els centres d'atenció primària i els hospitals estiguessin preparats per a una onada de casos sospitosos, i les unitats de cures intensives (UCI), a punt per atendre la part de la població que patís un episodi greu.

El tercer pilar era la comunicació a la població del que se sabia sobre la covid-19, el que no se sabia, el que s'estava fent i les accions que s'havien d'emprendre.

A Espanya, el primer pilar ja va fer tard, perquè es van perdre vint-i-cinc dies sense buscar el virus allà on era.

Els dos primers casos de covid-19 a territori espanyol es van identificar el 31 de gener i el 10 de febrer; eren turistes que passaven les vacances a La Gomera i a Palma, respectivament. Durant la segona quinzena de febrer, el nombre de casos de covid-19 en viatgers (o importats) es va anar incrementant, però el Ministeri de Sanitat es resistia a muntar un sistema de vigilància que pogués detectar casos autòctons (o locals), és a dir, persones d'un territori que no tenen un antecedent de viatge i que no saben ni on ni com s'han infectat. Recomanaven fer proves diagnòstiques només a les «persones amb símptomes que haguessin viatjat en els catorze dies previs a la província xinesa de Hubei», i posteriorment ho van ampliar a altres regions d'Àsia i d'Europa.

Fins al 25 de febrer, els protocols de vigilància no van ser capaços de detectar un angle cec, un racó amagat en el qual creixia el SARS-CoV-2 amb total impunitat: els casos autòctons. Aquell dia es van actualitzar els protocols, de manera que es va ampliar la investigació «a tots els casos de pneumònia greu sense cap vinculació amb les zones de risc del coronavirus o amb altres infectats».

Amb tot i això, molts casos autòctons lleus seguien passant inadvertits per als serveis de salut. Encara el 4 de març el ministeri va informar de 198 casos importats acumulats en 15 comunitats autònomes, i va declarar que només el 10% eren casos autòctons amb pneumònia greu. És clar, no detectava els casos autòctons lleus perquè no els feia tests. Allà on no es facin tests de laboratori, el virus no «existeix» per a les estadístiques.

L'origen dels contagis (exterior o importat *versus* local o autòcton) és una informació que els experts considerem clau per gestionar un brot infecciós i decidir si es prenen mesures de contenció o bé de mitigació de la malaltia. Per exemple, si els casos detectats estan vinculats amb una font exterior i restringits a cadenes de transmissió de grups concrets, és adequat fer una contenció, però si la font de casos és autòctona i no es pot establir cap vincle amb una cadena de transmissió, cal prendre mesures de mitigació. (De seguida us explicaré què volen dir *contenció* i *mitigació*.) Fins al 6 de maig no es van ampliar els criteris per poder fer el test a qualsevol persona amb simptomatologia lleu sospitosa de covid-19. En els tres primers mesos de pandèmia no vam poder entendre'n l'evolució. Era com apagar un foc amb els ulls tancats. Un despropòsit científic.

Contenció, mitigació i supressió

Hi ha tres tipus d'estratègies per combatre epidèmies segons el seu objectiu. L'estratègia de contenció es posa en marxa en la primera fase d'una epidèmia i té com a objectiu interrompre la transmissió de la malaltia i aturar el brot. Això inclou el control fronterer i accions per detectar i aïllar els casos de forma precoç i rastrejar els contactes. La contenció requereix que totes les cadenes de transmissió estiguin controlades, i tots els casos i contactes, ben aïllats.

Però, alerta, aquesta estratègia funciona només si el nombre de casos que s'han de controlar és petit. Quan el nombre de casos és gran, es fa molt difícil fer-ne el seguiment i aïllar-los. Poques setmanes després de detectar el primer malalt ja teníem poc espai de maniobra.

El 4 de març la situació era tan dolenta que la contenció del brot ja semblava impossible, per l'alt nombre de casos i perquè ja hi havia múltiples cadenes de transmissió descontrolades; calia passar a una fase de mitigació. Sanitat va rebutjar de nou elevar el nivell de risc: «Es manté l'escenari de contenció, ja que de moment gairebé tots els casos són importats i res no fa pensar que hi pugui haver cadenes de transmissió sense identificar».

L'estratègia de mitigació s'utilitza quan augmenta el nombre de casos i la possibilitat de trobar una relació entre els casos és complicada. Aquesta estratègia no vol erradicar el brot, sinó que té com a objectiu frenar la malaltia, reduir el pic de la demanda assistencial per evitar el col·lapse del sistema de salut. Això inclou accions polítiques com el distanciament social a través d' un «tancament» parcial de la societat, incloent-hi les restriccions en les trobades a la feina, en educació, restauració, cultura i esport, i en últim terme el confinament domiciliari.

L'estratègia de supressió, que és més ambiciosa i que mai s'ha arribat a plantejar al nostre país, té la intenció de reduir el nombre mitjà de casos secundaris que cada cas genera (R0) a xifres molt baixes fins a suprimir la transmissió. La supressió comporta un «tancament» total de la societat i un increment enorme de la capacitat de cerca, testeig i rastreig, i per tant enormes costos econòmics, que poden tenir, però, un retorn beneficiós en la salut, el benestar i l'economia a llarg termini. S'ha donat a conèixer amb el nom d'estratègia Covid-0.

Aquell 4 de març, amb la certesa que calia activar la fase de mitigació, vaig organitzar una trucada amb un grup d'experts en modelatge matemàtic i epidemiologia, com Àlex Arenas, Aurelio Tobias i Joe Brew, i tots plegats vam començar una croada per aconseguir que es decretés l'estat d'alarma i es pogués aplicar un confinament domiciliari a tot l'Estat. Encara confiàvem que es pogués mitigar l'impacte de la malaltia sobre els hospitals.

La decisió de decretar l'estat d'alarma es va endarrerir dues setmanes —catorze dies!—, que van ser el període més crític durant el qual el virus va tenir temps per organitzar la tempesta perfecta. Va tenir un creixement exponencial, cosa que significa que cada dia d'endarreriment era nefast; va resultar en malalts crítics a les UCI, que van generar una pressió sanitària brutal, però a més va afectar els mateixos sanitaris, de manera que la seva capacitat de resposta va quedar minvada, perquè hi va haver baixes i aïllaments que van afectar el personal que havia d'atendre els malalts.

Un país a l'UCI

No és una falsa alarma, insistia jo el 8 de març a través de Twitter, amb quatrecents nous casos diaris de covid-19 a Espanya. La corba de creixement del nombre de casos estava seguint un patró exponencial, és a dir que el nombre de persones infectades creixia a base de multiplicar casos i no pas de sumar-ne. Cada cinc dies, el nombre de nous casos es multiplicava per 2,6 (aquesta era la taxa de transmissió basal R0). Calia prendre mesures dràstiques de mitigació. Era indispensable decretar un confinament per frenar la propagació del coronavirus i evitar el col·lapse sanitari. El quid de la qüestió era aplicar mesures encaminades a reduir la R0 de 2,6 fins a una xifra inferior a 1, de manera que una persona n'infectés menys d'una.

El 14 de març, a Espanya vam arribar als dos mil nous casos diaris de covid-19 i es continuava sense fer gairebé res. Es va cancel·lar l'activitat escolar i els vols provinents d'Itàlia. A Catalunya s'havia confinat Igualada per un brot que afectava vint treballadors sanitaris de l'hospital. Ni tests a persones autòctones, i encara menys tests massius per aturar la transmissió a la comunitat, ni restriccions generalitzades de mobilitat, ni confinaments. Anàvem cap al desastre. Si seguien augmentant els nous casos diaris i els nous casos que requerien hospitalització, aviat els hospitals es col·lapsarien.

Aquell dia vaig demanar la dimissió del comitè d'emergència espanyol. Vaig dir, literalment: «El país està a l'UCI i el metge que l'ha tractat ha comès massa errors. Millor canviar de metge mentre encara hi som a temps». I també vaig expressar que «la negligència s'ha manifestat amb la reiterada falta d'anticipació i la incapacitat de predir una epidèmia que era evitable i que ha creat una crisi de salut pública sense precedents».

Ja feia setmanes que era factible anticipar l'escenari en què ara ens trobàvem. Potser frenar l'entrada del virus era impossible, perquè implicava aturar totes les arribades internacionals quan hi havia molt pocs casos, però bé que ho havien fet Nova Zelanda i Mongòlia, amb èxit! En canvi, si la interpretació dels senyals i la comunicació haguessin estat adequats, la crisi es podria haver contingut amb l'ús precoç de mesures de control com el testeig i l'aïllament, com van fer Alemanya, Islàndia, Corea del Sud, Taiwan o altres països. Si tampoc arribàvem a frenar-ho amb el testeig podríem haver contingut la disseminació als contactes amb sistemes de rastreig, com havien fet a Singapur, Tailàndia o la Xina. En el pitjor dels casos, es podria haver mitigat l'impacte sobre el sistema sanitari si els nostres gestors hospitalaris haguessin tingut la informació per preparar-se i planificar la gestió dels recursos amb temps suficient. Podrien haver comprat equips i dissenyat protocols que no posessin els nostres sanitaris en primera línia d'una batalla que lliuraven a preu fet i sense les armes adequades.

L'expresident del govern, José Luis Rodríguez Zapatero, em va confessar per telèfon que creia que «s'ha infravalorat la situació a la Xina i les seves capacitats de resposta». Va afirmar: «El comitè científic que assessora el govern de Madrid ha fracassat». Ell pensava que havíem pecat d'etnocentristes, que ens crèiem superiors als xinesos i que per això ens pensàvem que no patiríem aquesta crisi. L'expresident del govern va contactar amb mi el 17 de març a través d'un conegut periodista i em va demanar ajuda per assessorar alguns països hispanoamericans que tenien molt pocs llits d'UCI i necessitaven reforçar les estratègies de prevenció i control de la infecció a la comunitat. Sembla que l'expresident Zapatero coneixia bé la realitat xinesa ja que havia promogut acords trilaterals de cooperació entre la Xina, Espanya i Hispanoamèrica. Estava assabentat de les anàlisis precoces de l'epidèmia a la Xina i de les seves propostes per combatre el coronavirus. Un dels seus exministres, hàbil en el càlcul matemàtic, també l'havia advertit que l'epidèmia estava descontrolada. Em va cridar l'atenció un exemple sobre com el govern de Madrid havia rebutjat l'ajuda de l'ambaixador de la Xina a Espanya, el senyor Yao Fei. Aquest dignatari s'havia ofert a treballar, a compartir protocols i a explicar l'experiència xinesa amb el testeig per la covid-19, però no se'l va tenir en compte. Davant d'aquesta situació, em vaig oferir a assessorar el ministre Salvador Illa i li vaig demanar a l'expresident Zapatero que li fes arribar un document sobre la necessitat d'avançar cap al confinament, però el ministre no va respondre.

Durant els mesos següents vaig poder orientar els governs d'Andorra i Veneçuela, i també assessors del govern de les Balears i de les Canàries sobre els plans de contenció de la pandèmia i de mitigació dels seus efectes. A l'abril vaig tornar a demanar a l'expresident Zapatero que donés el meu telèfon als ministres Pedro Duque (Ciència i Universitats) i Salvador Illa per poder contribuir a buscar solucions contra la covid-19, però tampoc no vam tenir èxit.

Una campanya de desprestigi

En aquell moment, molts em van criticar amb duresa perquè vaig demanar la dimissió del director del Centre de Coordinació d'Alertes i Emergències Sanitàries espanyol (CCAES), el doctor Fernando Simón. Uns mesos més tard, el 14 de novembre, el Consell General de Col·legis de Metges —que agrupa els cinquanta-dos col·legis de metges de tot Espanya— va demanar el cessament del doctor Fernando Simón, «per la seva incapacitat manifesta i perllongada al llarg de l'evolució de la pandèmia».

Els polítics i mitjans afins al PSOE em van fer creu i ratlla, i per les xarxes socials em van començar a caure adjectius com «egòlatra», «superb» i «narcisista». La columnista d'*El Periódico* Emma

Riverola va titular «Cinisme» un article en què m'acusava de supèrbia per haver-me ficat amb el comitè d'emergència després d'haver-me equivocat —en referència a les declaracions de l'11 de febrer a RAC1—, i Miquel Iceta va aplaudir aquestes paraules per Twitter. Vaig parlar amb ell per telèfon i Iceta va intentar treure-hi importància, però era evident que el molestava que m'hagués ficat amb un dels seus. L'actual director del mateix diari, Albert Sáez, em va titllar de vedet epidemiològica i de científic despitat i populista.

El diari *El Periódico* va deixar d'escriure res que tingués relació amb mi. Els redactors d'*El País* li van prendre el relleu, i van decidir atacar amb fúria qualsevol cosa que estigués relacionada amb el meu nom.

El més destacat de la campanya de desprestigi que vaig patir va ser un article de Cristian Segura. Uns dies abans havia tingut una conversa amistosa amb ell, igual que n'havia tingut amb tants altres periodistes, fossin de la corda que fossin. De fet, amb aquest sector jo seguia la màxima de «cuida't dels teus amics, i encara més dels teus enemics». El Cristian insistia en el fet que, temps enrere, jo havia signat una adhesió per Junts per Catalunya (J×Cat). Es tractava d'un manifest de suport a Elsa

Artadi per a les eleccions municipals del 2019. Em vaig desmarcar d'aquest manifest i vaig aclarir que havien utilitzat el meu nom sense el meu coneixement ni la meva autorització. De fet, vaig demanar a J×Cat que retiressin el meu nom de la llista de signants, i així ho van fer, i no vaig pensar més en l'assumpte.

Mai he estat adherit a cap partit polític. Lògicament, tinc idees pròpies, però reitero les vegades que calgui que sempre he posat per davant la defensa del dret a la salut i he intentat no opinar sobre altres aspectes polítics, perquè penso que els principis ètics que sostenen el dret a la salut transcendeixen les ideologies.

Cristian Segura no tan sols no em va creure, sinó que no va ser capaç de deixar els seus prejudicis polítics de banda. A l'abril, un dels mesos d'esforç i sacrifici personal i professional més grans per a tots els treballadors de l'àmbit sanitari, i lògicament també per a mi, va publicar un article que titulava «Oriol Mitjà, el científic de capçalera de Torra», en què em qualificava de «nova estrella al firmament de l'independentisme català». En aquest text analitzava minuciosament quins eren els polítics que compartien les meves piulades a Twitter, alimentant un discurs tristament allunyat de la meva feina i de la contribució que en aquell moment intentava fer a l'emergència sanitària. El mes següent aquest periodista titllava de «falses promeses» les bases de l'assaig per avaluar l'eficàcia de la hidroxicloroquina i una companya seva titulava «Fracassa l'assaig d'Oriol Mitjà».

Finalment, el nostre estudi va ser publicat a la revista més important del món sobre medicina i en aquell moment vaig recordar les paraules de Mahatma Gandhi: «Primer t'ignoren, després es riuen de tu, després t'ataquen, i a continuació, guanyes».

Em preocupa que periodistes que cobreixen una notícia de caràcter científic no diferenciïn un assaig que es completa amb èxit i que refuta una hipòtesi d'un assaig que fracassa perquè no es pot completar. No puc evitar pensar que un error d'aquest calibre denota una certa intencionalitat.

El fanatisme, del color que sigui, cega la raó. L'Emma, l'Albert, el Cristian i altres periodistes defensaven el govern de Madrid que jo havia criticat, però la frustració genera agressivitat en la mateixa proporció. Em volien mal per interessos sectaris. Arribats a aquest punt, afirmo que són aquests mitjans els que tenen un problema per resoldre, i la necessitat de demostrar la seva independència del poder polític.

De cap al confinament

Feia dies, des del 4 de març, que treballava amb un grup d'experts en modelatge matemàtic i epidemiologia que igual que jo estaven intranquils per la trajectòria de l'epidèmia al nostre país. Els models poden predir el curs d'una epidèmia. Els vaig proposar que creéssim un grup de treball per posar en comú les anàlisis que havia fet cada grup.

Els càlculs mostraven que cap a finals de març podia haver-hi tants casos que s'arribés al col·lapse del sistema sanitari. El col·lapse el vam definir com la impossibilitat d'ingrés a l'UCI d'algú que ho requereix, sigui per la raó que sigui. Si arribàvem a aquest punt caldria escollir quin pacient ingressava a l'UCI i quin pacient es quedava sense aquest recurs.

El dia 16 de març, quan Espanya tenia un creixement de més de 2.000 casos nous per dia, es va fer efectiu l'estat d'alarma, que va conduir a un confinament domiciliari «parcial» per a tota la població, amb limitacions per circular pel carrer, sempre que no fos per anar a treballar, i amb la clausura d'establiments no essencials, com ara bars, restaurants, cinemes i molts altres negocis.

Una setmana després vam mesurar l'efecte del confinament i vam observar una reducció de mobilitat de les persones a les grans ciutats del 40%. La Rt s'havia reduït de 2,6 a 1,7, que era una dada positiva, però mentre continués per sobre de l'1 el nombre de casos nous diaris seguiria creixent. Les simulacions matemàtiques advertien que no n'hi hauria prou per evitar el col·lapse del sistema sanitari.

La diferència entre la R0 i la Rt és subtil: la primera és la velocitat de transmissió natural del virus en una població on no s'ha aplicat cap mesura, mentre que la segona és la velocitat de transmissió real del virus en un moment determinat del temps després d'aplicar mesures de control.

Per reduir la Rt per sota d'1 calia incrementar la reducció de la mobilitat del 40% al 70%. Això volia dir endurir les mesures fins a una restricció quasi total de la mobilitat, amb un confinament domiciliari «total», a excepció dels treballadors dels serveis bàsics i l'alimentació. Però la nostra crida no es va tenir en compte; les imatges dels transports públics plens van demostrar que els nostres responsables seguien sense entendre la gravetat del problema.

Calia fer arribar les propostes a instàncies polítiques amb capacitat de prendre decisions, però els canals de comunicació oficials no eren efectius i els contactes extraoficials amb alts càrrecs polítics de Madrid tampoc no donaven resultat.

Només ens quedava buscar ajuda a fora; potser si el ministeri es veia qüestionat per l'opinió internacional reaccionaria. Així doncs, vam enviar a la revista britànica *The Lancet* un manifest que desenvolupava un argumentari sobre la base de models matemàtics que mostraven que les mesures de confinament que s'estaven implementant eren insuficients, i que, per això, ens costarien moltes vides. Tots els signants (seixanta-dos físics, matemàtics i experts en la propagació d'epidèmies) érem científics amb carreres consolidades.

Ho vam aconseguir. El dia 28 de març es van endurir les mesures, que obligarien tots els treballadors de serveis no essencials a quedar-se a casa seva entre el 30 de març i el 25 d'abril, amb una posterior extensió fins al 10 de maig, tot i que en el darrer tram es permetrien algunes sortides al carrer. Van ser un total de vuit setmanes de confinament domiciliari que crec que cap ciutadà podrà oblidar mai.

Estic segur que hi va haver tantes experiències de confinament com situacions personals. Jo el vaig viure al nostre pis de Badalona amb el Sergi, treballant catorze hores al dia. Estava immers en una muntanya de feina, i era urgent avançar ràpid en tots els fronts, el de la recerca i el de la salut pública. El Sergi m'havia de recordar quan era hora de dinar o de sopar. Descansava poc i malament. Ens emocionaven els aplaudiments a les vuit del vespre, i obria la porta del despatx per escoltar-los mentre seguia treballant.

Des del punt de vista emocional, l'aspecte més dur va ser rebre trucades de coneguts i amics perquè els ajudés amb els casos greus de covid-19 dels seus familiars que estaven ingressats a diferents hospitals de Catalunya. Els hospitals no permetien les visites presencials i s'esforçaven per informar els familiars per telèfon, però per a una societat que té en el seu ADN cuidar les persones grans i vulnerables, la separació de les persones malaltes causava molta angoixa. Jo m'esforçava per contactar amb els metges, entendre l'estat de salut dels familiars i acompanyar els meus amics en el procés de la malaltia. Sentia un gran alleujament i una gran alegria quan algú se'n sortia, però no tots ho van aconseguir: molts avis o pares d'amics afectats pel virus van morir com tots sabem que moren els malalts de covid-19, sols o acompanyats en l'últim moment per un familiar. Quan passi l'epidèmia tenim moltes cerimònies i converses pendents i també veurem quin preu paguem en la nostra salut mental.

Col·lapse als hospitals

El nombre de casos de covid-19 que van requerir hospitalització i/o ingrés en UCI va ser màxim en el període comprès entre el 23 de març i el 20 d'abril del 2020. Les UCI van ampliar el nombre de llits de 4.400 fins a més de 6.500 per poder atendre els pacients greus. Catalunya i Madrid, perillosament afectades per la covid-19, van multiplicar gairebé per tres el nombre de llits d'UCI, de 600 a 1.700 en cadascuna de les regions. El dia 26 de març, amb 9.000 casos nous diaris, es va arribar al pic de la pandèmia. El dia 5 d'abril, amb 5.550 persones ingressades a tot Espanya, es va arribar al pic d'ocupació de llits UCI.

A mesura que es veia que s'acabaven els llits d'UCI, es van anar ampliant a tota velocitat. Un llit d'UCI es caracteritza per la possibilitat de mantenir el pacient amb vida mitjançant l'ús d'un respirador que ventila els pulmons de manera mecànica, a més de disposar de metges especialitzats en medicina intensiva. Els gerents i treballadors dels hospitals van fer una feina magnífica. No només els quiròfans i les sales de postoperatori es van transformar en UCI improvisades, sinó que també es van rescatar respiradors antics i es van muntar a qualsevol tipus de sala (biblioteques, vestíbuls, cafeteries, etcètera) on hi cabés un llit. Es van obrir hospitals de campanya, la SEAT va fabricar respiradors i els metges d'altres especialitats, com cardiòlegs, pneumòlegs o internistes, van passar a portar llits d'UCI.

Malgrat tot l'esforç, la situació va ser similar a una catàstrofe, perquè en els moments de màxima pressió sobre el sistema sanitari no hi havia llits d'UCI per a tothom. Les societats científiques, organitzacions de professionals i experts en bioètica van acompanyar els metges en la presa de decisions molt difícils, argumentant que en una situació pandèmica excepcional era raonable aplicar sistemes de triatge per escollir quins pacients es prioritzaven per ingressar a l'UCI i quins no. Els sistemes de triatge estan basats a privilegiar «la major esperança de vida» enfront del criteri que diu que el primer a arribar és el primer a rebre assistència.

Aquests experts en bioètica van ajudar a modificar temporalment i de manera excepcional els criteris de quins malalts calia prioritzar per ingressar a l'UCI. En medicina, el concepte que regeix la decisió meditada de no oferir un tractament més intensiu a un malalt és la limitació de l'esforç terapèutic (o adequació assistencial), i es regeix per les característiques del pacient (edat, malalties, situació de salut, etcètera). Per exemple, en condicions normals un metge no fa intervencions agressives que puguin prolongar el patiment del malalt quan aquest té mal pronòstic o poques possibilitats de sobreviure. En canvi, durant el pic de la pandèmia la decisió no depenia només de les característiques del pacient, sinó també de la disponibilitat o no de recursos. Així ho confirma una enquesta de la Fundación Instituto para la Mejora de la Asistencia Sanitaria, que conclou que hi va haver una proporció d'afectats per covid-19 que no van poder accedir a tots els recursos que podria haver ofert el sistema sanitari en una situació normal.

Els experts en bioètica diuen que l'aplicació de criteris de racionament o de triatge basant-se en la manca de recursos disponibles només es pot justificar quan s'han fet tots els esforços de prevenció per evitar l'increment de casos, i de planificació per augmentar el nombre de llits o transferir malalts a altres centres. La meva pregunta als dirigents, al ministre Salvador Illa, a la consellera Alba Vergés, és: van fer tots els esforços de prevenció i planificació per evitar que arribéssim a la situació excepcional d'aplicar criteris de triatge?

El drama de les residències

«Ens sentim impotents, estic preocupada i tampoc ens donen gaire informació», em deia la meva tia Montse des d'Arenys de Munt. «Tenim la mare aïllada en una habitació, no pot sortir a l'exterior, només parlem per telèfon i fa dues setmanes que no la veiem», «Ahir em va trucar el director de la residència per dir-me que les proves que es van fer als avis han sortit la majoria positives i que havien mort un senyor i una senyora».

El 20% dels avis que viuen en residències de la regió sanitària on jo treballo, la Metropolitana Nord, van morir en la primera onada. La xifra de 1.629 víctimes d'un total de 8.716 residents de la nostra regió és esfereïdora. A Catalunya es calcula que en la primera onada van morir més de 6.000 persones grans en residències, i a Espanya, més de 20.000.

El problema és que en el moment que el virus entra a la residència es converteix en una trampa perfecta. Les zones comunes, les habitacions compartides, la manca d'equips de protecció individual (EPI) i el difícil accés al sistema sanitari van esdevenir riscos estructurals a les residències de gent gran. Vam fer un estudi sobre quines residències van tenir la mortalitat més elevada, i vam observar que les que eren en barris amb alta incidència i les que havien fet menys preparatius contra la covid-19 van patir més. Aquelles residències que tenien més residents amb malalties cròniques avançades o amb una malaltia en fase terminal també van tenir més morts.

Més enllà de les debilitats del sistema residencial, també va quedar manifesta la feblesa del nostre sistema sanitari. Molts pacients institucionalitzats, i possiblement també algunes persones grans que vivien al seu domicili, no van ser traslladades a l'hospital davant la manca de recursos disponibles.

El sistema d'atenció primària i el sistema hospitalari van tenir una capacitat molt limitada per donar suport suficient al sistema residencial. Igual que es va fer per regular els ingressos a les UCI, múltiples societats científiques van escriure documents ajustats als principis de la bioètica per ajudar a decidir sobre la no-derivació dels malalts a l'hospital en una situació de catàstrofe. Lluny de ser crític amb aquests documents, que van contribuir a regular una situació en què no hi havia gaire marge d'acció, sí que crec que val la pena rellegir-los per sacsejar consciències i comprendre que com a societat no estàvem prou preparats. La no-preparació dels sistemes sanitari i social, la falta de material de protecció, tests i respiradors, van contribuir a l'augment de mortalitat d'una part de la població, sobretot la que vivia a residències. Les crisis ineludibles han d'aportar reflexió i oportunitats.

Alguns protocols, com l'esborrany de la Comunitat de Madrid que es va filtrar el 18 de març, van ser molt sonats. Aquest document establia que una persona amb un grau de dependència de menys de 60 punts a l'escala de Barthel (que significa que no pot untar-se la mantega al pa o baixar graons per si sola), no havia de ser derivada a l'hospital. Ràpidament, el 20 de març es van flexibilitzar els protocols i la restricció va passar a ser per a persones incapaces de menjar o desplaçar-se soles (Barthel de menys de 40 punts).

El protocol del 5 d'abril d'Aragó deia: «En l'actual situació pandèmica per covid-19 i de crisi del sistema sanitari per donar-hi resposta, cal optimitzar els dispositius assistencials del sistema, valorant aquells pacients que menys es beneficien de l'ingrés hospitalari en funció d'una sèrie de criteris ben definits [...]».

A Catalunya el dia 24 de març també es va publicar un document en què es posava de manifest la necessitat de derivar a l'hospital els pacients amb insuficiència respiratòria aguda, excepte quan «s'observi futilitat de mesures terapèutiques». El dia 5 d'abril es van publicar els criteris objectius sobre a quins pacients s'havia d'oferir una atenció al mateix centre residencial i quins es podien derivar a l'hospital.

L'experiència viscuda durant aquelles setmanes ens va mostrar el que fins avui ha estat la cara més dura de l'epidèmia a casa nostra. En el pic de l'onada vam arribar a tenir ocupats un 300% dels llits d'UCI que tenia inicialment el sistema. Malgrat tot, no van ser suficients. Durant anys ens havien repetit que teníem el millor sistema sanitari del món, i ara descobríem que era un sistema més aviat feble. Abans de la pandèmia de la covid-19, Alemanya tenia una taxa de 34 llits d'UCI per cada 100.000 habitants, en comparació amb els 9,7 a Espanya. Per això, les UCI d'Alemanya han estat molt per sota dels nivells de capacitat màxima fins i tot durant els moments més àlgids. La seva experiència mostra els avantatges d'invertir en el sistema sanitari de cara al futur.

Part 5

SABREM EVITAR NOVES ONADES?

«Els ocupants dels tramvies, tant com els és possible, es donen l'esquena per tal d'evitar un contagi mutu [...] [Però] ningú no havia acceptat encara la malaltia, realment. La majoria eren sensibles, més que res, a allò que pertorbava les seves rutines o afectava els seus interessos. N'estaven molestats o irritats, i això no són sentiments que puguin servir per a oposar-se a la pesta».

Albert Camus, *La pesta*

El desconfinament

Al maig, després de vuit setmanes de confinament, havíem aconseguit doblegar la corba epidèmica. A les grans ciutats continuava regnant la calma. La desescalada avançava lenta per evitar un rebrot dels contagis. Les mascaretes s'havien convertit en el nou símbol de seguretat col·lectiva. Es va fer un pla de desescalada per fases.

Els bars, restaurants i comerços podien anar obrint progressivament. Alguns locals optaven per aixecar la persiana ampliant la distància entre les taules, però els teatres i la cultura en general encara trigarien una mica. El transport públic seguia sense semblar segur, amb escasses garanties de poder mantenir els dos metres entre els passatgers. Els infants van ser els primers a quedar tancats per la pandèmia. Ara, mentre s'anava cap a la desescalada, les escoles intentaven trobar fórmules *online* per reprendre les classes.

Tothom va estar molt atent a les famoses fases del desconfinament:

Fase 0: Es permetria passejar i fer esport a l'aire lliure, els comerços obririen amb cita prèvia, i bars i restaurants podrien preparar menjar per emportar.

Fase 1: Es permetria el contacte social de fins a deu persones, l'obertura dels comerços sense cita, els bars ja podrien servir menjar a les terrasses, i per fi reprendrien l'activitat teatres i cinemes.

Fase 2: Obririen els centres comercials i la restauració podria servir menjar a l'interior amb aforaments controlats, s'obririen els equipaments esportius, i es permetrien celebracions com ara casaments, amb un màxim de cinquanta persones en espais interiors.

Fase 3: Obriria el turisme com a gran novetat.

Cerca, testeig, rastreig i aïllament

Però més enllà d'alleugerir les restriccions i el distanciament social, què havíem de fer per mantenir baixos els nivells de transmissió i el nombre de casos nous? S'havia acabat el malson de la covid-19?

La resposta ja la sabem. La covid-19 és com un incendi forestal. Mentre al bosc hi quedin arbres i, per tant, material combustible, el foc segueix cremant. En aquest cas, els arbres som les persones no immunitzades, que som la majoria; en el moment del desconfinament només el 10% dels ciutadans havien passat la covid-19 i tenien immunitat. No hi hauria prou tallafocs per evitar que el virus es pogués propagar fins que almenys el 70% de les persones tinguéssim immunitat, ja fos natural o per la vacuna.

Assumint això, era necessari trobar la manera de viure sense confinament. Gestionar amb èxit l'aixecament gradual de les mesures de distanciament social i confinament existents requeria un increment proporcional de les mesures per cercar, testejar, rastrejar, aïllar i donar suport a les persones aïllades. Això és essencial si es vol minimitzar el risc de noves onades. Qualsevol persona amb símptomes es fa una prova; si és positiva, es rastregen els contactes i s'instrueix tant el cas com els contactes sobre com aïllar-se. La realitat és una mica més complexa i requereix un sistema amb una comunicació ràpida i eficaç entre diferents organitzacions, algunes de les quals són de nova creació i altres que ja van saturades amb les tasques del dia a dia. Un sistema de testeig, rastreig i aïllament requereix una capacitat adequada en moltes àrees del sistema de salut pública.

Reactivar CAT

En un moment en què calia trobar solucions que permetessin una certa tornada a la normalitat, el president de la Generalitat de Catalunya, Quim Torra, em va assignar la tasca de preparar un pla per al desconfinament i el control de la covid-19 en la nova normalitat a casa nostra mitjançant un encàrrec aprovat per acord de govern. Vaig titular el document «Eines i estratègies per al desconfinament a Catalunya: Reactivar CAT». Tal com es va fer constar a l'acord de govern, es tractava d'una tasca no remunerada i que, per descomptat, no comportava cap vinculació interessada amb ningú.

Per treballar en el document vam constituir un grup de treball amb l'objectiu de valorar conjuntament les eines i les estratègies capdavanteres que havien provat la seva eficàcia per controlar l'epidèmia. El grup de treball el formaven experts en diferents disciplines, provinents de la societat civil, que hi participaven des del seu àmbit d'expertesa, amb independència d'altres consideracions. A més, per tal d'assegurar la màxima aplicabilitat de les propostes, s'hi van incorporar representants dels sectors del govern i de l'administració pública implicats en la gestió de la pandèmia.

Érem un grup de setze persones que durant catorze dies vam treballar en línia editant el document amb Google Docs. Cada tarda fèiem reunions per Zoom a les quals s'incorporaven diversos representants dels departaments de la Generalitat. Els de Salut, Interior, Empresa i Presidència eren fixos. El de Vicepresidència, Economia i Hisenda, el senyor Lluís Juncà, hauria d'haver estat fix, però es va connectar el primer dia quinze minuts, va posar mala cara i mai més en vam saber res. Educació, Cultura i Polítiques Digitals es van connectar quan els ho vam demanar. Afers Socials va ser l'altre gran desaparegut, juntament amb Vicepresidència.

A la fi, vam acabar l'informe, un document de

quaranta-set pàgines farcit de recomanacions per encarar els propers mesos. Els grans eixos del document eren dos: desconfinament gradual i intensificació del sistema de testeig, rastreig i aïllament.

Objectiu: evitar noves onades

La planificació dissenyada pel grup consistia en un desconfinament gradual en fases. Volíem aconseguir, en primer lloc, reduir la taxa de transmissió (Rt) i mantenir-la baixa; en segon lloc, evitar el col·lapse a les UCI, i finalment, i en conseqüència, reduir el nombre de morts.

El document recollia tota una sèrie de mesures bàsiques restrictives que fomentaven el distanciament social, i calia mantenir-ne l'aplicació al màxim possible. Bàsicament, s'havia d'impulsar el teletreball i flexibilitzar les jornades laborals mitjançant sistemes de torns. A més, calia disminuir el volum de gent al transport públic i mantenir les precaucions en qualsevol trobada en l'àmbit del lleure, l'esport o la restauració.

Però, més enllà de les restriccions, calia que l'administració invertís diners per, d'una banda, mitigar l'impacte econòmic que tindrien aquestes restriccions i, de l'altra, posar en marxa mesures proactives per controlar la infecció. Catalunya havia d'augmentar la capacitat per fer tests a gran escala per detectar casos precoçment, invertir en rastrejadors de contactes i aplicacions mòbils de rastreig, fer el control de la infecció a les fronteres i també valorar la utilització del Covid-Pass, del qual us parlaré més endavant.

El testeig: PCR i test d'antígens

La detecció precoç de casos mitjançant proves diagnòstiques és fonamental per aturar la transmissió del virus. Qui doni positiu ha de fer un aïllament —amb tot el nucli familiar— de catorze dies (més tard es va reduir el nombre de dies a deu).

Els tests diagnòstics per identificar la infecció per SARS-CoV-2 tenen per objectiu la detecció directa de la presència del virus. El mètode diagnòstic elegit va ser el test amb PCR (prova de la reacció en cadena de la polimerasa), que es du a terme al laboratori.

Les proves de diagnòstic per PCR, vitals per identificar nous casos ràpidament, s'estaven fent en hospitals; el canvi de paradigma pel qual apostàvem era incorporar a la feina els laboratoris de centres associats (de recerca, universitats, empreses públiques) i els centres, empreses i/o iniciatives privades. Els directors generals de Recerca i Innovació del Departament de Salut, el doctor Robert Fabregat, i de Recerca de la Conselleria d'Empresa, el senyor Joan Gómez Pallarès, van liderar aquest programa, i el van batejar amb el nom d'Orfeu. Aquest personatge mitològic, fill d'Apol·lo, tenia grans dots musicals, i diu la llegenda que quan tocava la lira les feres es calmaven. D'aquesta manera és com Orfeu va aconseguir adormir el terrible ca Cèrber, el gos de tres caps, quan va baixar a l'inframon per ressuscitar la seva estimada Eurídice. El nom d'Orfeu, doncs, era la metàfora de la segona oportunitat que teníem d'adormir el coronavirus fent cribratges massius amb tests PCR.

El test ràpid antigènic, molt semblant al test de l'embaràs, és una bona alternativa a la PCR. A l'abril, els tests encara no estaven prou perfeccionats i calia fer servir aparells electrònics de lectura per aconseguir una fiabilitat adequada. Però vam posar a l'agenda la necessitat d'avaluar tests que es poguessin llegir a ull nu, de manera que qualsevol persona els pogués comprar i fer-se la prova allà mateix, fins i tot en la privacitat de la llar, a un cost baix, de manera ràpida i poc complexa.

Al nostre hospital vam apostar per avaluar nous tests antigènics i vam descobrir que n'hi havia alguns que funcionaven molt bé. Es tractava de cassets de plàstic amb una tira de paper i una línia de prova amb un anticòs que canviava de color si detectava la covid-19.

Durant mesos vam seguir estudiant les possibilitats dels tests d'antígens, perquè crèiem que tenien el potencial de controlar la transmissió del coronavirus mentre no arribés la vacuna. L'objectiu final era desenvolupar una prova que no requerís un laboratori i que pogués produir resultats immediats. Més endavant us parlaré de com van evolucionar.

El rastreig: privacitat versus *salut*

L'altre tema central del nostre informe va ser el rastreig de contactes a través de l'increment de les capacitats del sistema de vigilància epidemiològica i la incorporació d'una aplicació mòbil. Atès que part de la transmissió es produeix abans dels símptomes, l'epidèmia no es pot contenir només aïllant individus simptomàtics (casos), i cal trobar les persones exposades a la infecció mentre encara són asimptomàtiques (contactes).

El Departament de Salut proposava fer una cerca de contactes manual, és a dir, fer un interrogatori a cada cas, llistar els contactes i trucar-los a tots per donar-los instruccions. A la pràctica, el rastreig manual de contactes és massa lent i té limitacions; sobretot, necessita una gran quantitat de personal. A Alemanya, el govern de la cancellera Angela Merkel havia calculat que necessitava un rastrejador per cada 4.000 persones; això suposava gairebé 21.000 rastrejadors per a la població alemanya, de 83 milions. En proporció, a Catalunya li correspondrien 1.800 rastrejadors. El Departament de Salut, però, en aquell moment només disposava de 150 persones per fer el rastreig de contactes.

Alguns països van decidir seguir el rastreig digital amb una aplicació que està demostrat que pot aturar l'epidèmia si un 60% o més de la població l'utilitza. El millor model era el de Singapur, un sistema basat en l'intercanvi de fitxes xifrades a través de bluetooth amb qualsevol altre telèfon que passi un període mínim de temps a prop. La Unió Europea ja havia regulat la utilització d'aquesta tecnologia i diversos països ja l'aplicaven, com Alemanya, que havia creat la Corona Warn App, utilitzada per divuit milions de persones, o bé els països nòrdics, Bèlgica, França i Itàlia.

L'aplicació va guardant les fitxes xifrades de tots els contactes, i quan una persona rep un resultat positiu d'infecció introdueix aquesta informació a l'aplicació i automàticament s'envien alertes a les persones amb qui ha estat en contacte. És cert que el sistema té inconvenients (per exemple, et pot donar un avís fals de contacte, si has estat a prop d'un cas, però separats per una paret), però els beneficis superen amb escreix els desavantatges, perquè l'aplicació pot detectar un nombre més alt de contactes i avisar-los a una velocitat molt més ràpida.

L'aplicació de rastreig digital em va semblar una eina molt útil; l'únic que ens preocupava era garantir que no es perdessin llibertats individuals, que era un tema que sabíem que despertaria inquietuds en la societat. Vam treballar, doncs, seguint els preceptes del caràcter voluntari de l'aplicació, la privacitat, la transparència, l'economia de dades i l'anonimat. El sistema que plantejàvem no permetria la traçabilitat, és a dir que el departament mai sabria qui havia estat en contacte amb quina altra persona, ni on, ni quan. El que faria el sistema seria enviar una notificació a aquella persona per avisar-la que havia estat exposada a una situació de risc; per tant, convertia el ciutadà en responsable de fer una quarantena preventiva, en advertir-lo del contacte.

Malgrat els nostres esforços, però, aquesta eina no va agradar al Departament de Salut. A l'abril diversos desenvolupadors d'aplicacions van oferir ajuda al departament, però Salut la va rebutjar, perquè dubtava de la seva eficàcia, i anticipava que la ciutadania faria un ús baix de l'aplicació. En canvi, el Ministeri de Sanitat del govern de Madrid sí que va acceptar el repte i van crear l'aplicació Radar Covid. Voluntària. Anònima. Descentralitzada.

L'aïllament de casos i contactes

L'aïllament és sens dubte la part més important de tot el procés de testeig, rastreig i aïllament. En aquest punt, el paper de la ciutadania era clau, sobretot el de les persones que havien donat positiu i els seus contactes estrets. Quarantena i aïllament són les mesures més efectives per aturar la transmissió. Totes dues es refereixen al fet de separar les persones infectades dels altres, però no signifiquen el mateix: l'aïllament és per a qui té la malaltia confirmada, i la quarantena és per a algú que no presenta símptomes.

El problema d'arrel era que el compliment ciutadà de les recomanacions d'aïllament i quarantenes sol ser baix. Hi havia alguns casos de covid-19 i molts contactes que no estaven disposats a aïllar-se. Es va demostrar que les xifres de compliment dels aïllaments per covid-19 vorejaven el 40%, i tots aquells que l'incomplien podien causar una disseminació de la infecció.

El govern va prendre la postura de fer recomanacions però va evitar les mesures de vigilància o punitives. Lituània i el Regne Unit, per exemple, imposaven multes, i Itàlia, Islàndia o Noruega utilitzaven dades de geolocalització per controlar els moviments dels casos. En una situació greu, però, el «bonisme» de fer recomanacions i prou que va adoptar el nostre govern no és una bona recepta per al civisme i la salut pública.

A més, sense facilitats per ajudar els individus vulnerables a aïllar-se, és probable que augmenti la transmissió. Les mesures de suport a l'aïllament són de dos tipus: per una banda, facilitar l'allotjament en un altre lloc a persones que no poden aïllar-se, i per l'altra, minimitzar qualsevol pèrdua d'ingressos.

La recepta d'èxit d'altres països ha estat la valentia per prendre decisions, la transparència i l'empatia per explicar-les i la determinació per assegurar-se que es complien.

El Covid-Pass

El Covid-Pass era una altra iniciativa prometedora. L'eina, un passi en suport digital o paper, es plantejava per facilitar l'obertura de la restauració i dels espectacles culturals o esportius o per permetre el turisme segur i els viatges internacionals, i havia permès a molts països asiàtics recuperar la normalitat ràpidament. Consistia a fer testeigs recurrents als ciutadans. Quan un ciutadà tenia un resultat covid positiu, se li restringia l'accés a zones on pogués transmetre la infecció a d'altres; en canvi, la persona amb resultat covid negatiu podia entrar en qualsevol lloc.

El Covid-Pass també va tenir el rebuig frontal del Departament de Salut, perquè van considerar que vulnerava les llibertats individuals i que era una mesura discriminatòria. Tenien raó que calia ponderar l'equilibri entre la seguretat i la llibertat, però penso que hauria valgut la pena plantejar aquest debat d'una manera sincera i discutir-ne obertament els avantatges i els inconvenients. Crec que no els corresponia als polítics, prendre aquesta decisió d'esquena a la població.

Jo seré el primer que defensaré no perdre cap llibertat, i tots sabem que darrere les plagues hi ha tirans que se n'aprofiten, però això no és incompatible amb prendre mesures d'emergència i extraordinàries, amb una duració limitada, per salvar vides.

Finalment, els líders de la Unió Europea van abordar aquest assumpte el gener del 2021 i van acordar la creació d'un Covid-Pass que reconegués els tests i certificats de vacunació per permetre la lliure circulació a la Unió Europea i garantir els nivells de mobilitat. Entre finals de febrer i març, Girona va acollir el projecte «Obrir Girona», desenvolupat per la Cambra de Comerç Internacional (ICC) i el Centre Català de Blockchain. Es tracta d'una prova pilot per poder celebrar grans esdeveniments públics (esportius, socials i comercials) amb la seguretat que tots els participants estan lliures de covid-19 i no s'exposaran a cap risc d'infecció. Per accedir a aquests esdeveniments seria necessari que cada persona mostrés la credencial digital personal conforme estava lliure de virus, ja fos amb una prova d'antigen negativa com a màxim 48 hores abans, o amb el certificat previ d'una prova serològica positiva o vacunació conforme ja tenia immunitat.

Desacords científics de base ideològica

Per a mi, un dels moments més tensos d'aquesta pandèmia va ser el dia 19 d'abril, just abans d'entregar el document a la Generalitat. La creació d'un grup de professionals extern al Departament de Salut va generar tensions entre els professionals de la salut pública fins al punt de rebre una tempesta de crítiques de científics encrespats i irats.

Vaig decidir que seria bo que el document «Reactivar CAT» se sotmetés a un procés d'avaluació externa perquè diversos especialistes en validessin el contingut. Aquest grup de revisors eren metges infectòlegs i epidemiòlegs dels principals hospitals del país i de les agències de salut pública de Catalunya i Barcelona, així com professors de salut pública i bioètica.

Ens trobàvem en aquest procés quan l'Agència de Salut Pública de Catalunya ens va fer saber, aquell mateix dia, que ells ja havien treballat en paral·lel en el seu pla de desconfinament i nova normalitat.

Com era possible que la consellera de Salut, que coneixia l'encàrrec del Consell Executiu a través d'un acord de govern, hagués permès que dos grups fessin la mateixa feina per separat? Com podia ser que hi hagués aquest grau de descoordinació?

L'Agència de Salut Pública de Catalunya va admetre la manca de coordinació, que havia conduït a la duplicació de feines i al malestar entre professionals, i ens va donar una resposta educada, va estudiar el nostre document i va argumentar amb què estaven conformes i on discrepaven dels nostres posicionaments.

Un aspecte que no els va agradar va ser la proposta de crear un Institut Català d'Intel·ligència Epidemiològica, perquè aquest assumiria tasques que ja estaven atribuïdes a la Xarxa de Vigilància Epidemiològica, sota el paraigua de l'Agència de Salut Pública de Catalunya. Ateses les deficiències estructurals i de reacció que havia mostrat aquesta estructura, la postura que nosaltres recomanàvem era enfortir-la amb més recursos humans i informàtics. Segurament també necessitava una nova direcció i una nova estratègia a mitjà i llarg termini per fer front a les futures epidèmies i pandèmies.

Hi va haver membres del grup de revisors que van tenir una resposta molt més hostil. Jo ho atribueixo a la composició mateixa del grup de treball: aquestes persones no estaven contentes que no els haguéssim convidat. I també al fet que moltes interpretaven que el nostre grup treballava exclusivament per a Presidència, i per tant per a J×Cat. No era així.

Aquí va començar el que ha sigut una constant molt empipadora i extraordinàriament obstructiva en la història de la gestió de la pandèmia al nostre país: les malfiances i les picabaralles polítiques s'han interposat en el camí de la ciència i la salut. I això, per desgràcia, no només ha succeït en l'àmbit polític, sinó que també ha contaminat els científics. El que podia haver estat una discussió civilitzada entre col·legues que en un moment greu miraven d'aportar solucions per controlar la pandèmia, es va convertir en un linxament. Bona part del grup de revisors va respondre amb e-mails ofensius, atacs personals i sense aportar arguments científics. Alguns metges del nostre país m'han decebut molt. Sense anar més lluny, el doctor Benito Almirante, cap del Servei de Malalties Infeccioses de l'Hospital de la Vall d'Hebron, va utilitzar frases insultants i carregades d'odi. Altres tampoc no es van quedar enrere. Els correus privats es van filtrar a la premsa; en concret, van arribar a mans del periodista David Brunat, que casualment uns dies abans havia entrevistat un dels membres del grup de revisors que més rancúnia i animadversió havia expressat: el doctor Miquel Porta, de l'Institut Hospital del Mar d'Investigacions Mèdiques.

Penso que alguns no han estat a l'altura, i que han posat per davant de la seva funció de metges o investigadors les seves visions polítiques i els seus sentiments personals. No han sabut identificar la covid-19 com el veritable enemic comú. Els científics han pecat de les mateixes febleses que els polítics: el substrat ideològic s'ha avantposat al substrat intel·lectual. El pitjor de tot és que alguns metges o científics hagin perdut les maneres. En ciència, quan hi ha dades contradictòries és imprescindible el debat, però cal exposar els arguments de forma educada i reposada. Les sortides de to d'alguns col·legues científics només es poden explicar per una impulsivitat que podria ser el resultat de discutir amb sensibilitats polítiques que percebien com a discordants, o bé de sentiments personals.

El filòsof de les ciències socials Max Weber ja havia identificat el problema de barrejar el pensament científic i el pensament polític, i va recomanar un cert distanciament, si bé reconeixia que «en el científic, el pensament polític es revela alhora com un obstacle i un punt de suport per al treball científic, i es manté a través d'un diàleg continu entre el compromís amb la societat i el distanciament de les ideologies».

El Departament de Salut llença els informes a la paperera

Finalment, el 21 d'abril vam entregar al Departament de Salut l'informe «Eines i estratègies per al desconfinament». Salut el va rebre de mala gana, amb la voluntat de rebutjar la major part de suggeriments, i al seu torn va fer una contraproposta que va anomenar «Pla de transició del confinament, desconfinament gradual i nova normalitat».

El nou pla recollia alguns dels aspectes que nosaltres havíem valorat, però havia perdut l'oportunitat de ser un revulsiu de canvi i un motor ambiciós per controlar la covid-19. De seguida vam veure que es quedava curt en la intensitat i el nombre de mesures que s'hi plantejaven, i que hi mancava concreció. Crèiem que seria un pla insuficient per evitar futurs brots.

Necessitàvem posar-nos d'acord perquè el govern aprovés un pla de desconfinament i control de la covid-19 en la nova normalitat. El president em va demanar que ens entenguéssim amb la consellera Vergés per poder defensar el document junts, però jo no podia signar un document en què no creia.

Els membres del grup de treball no demanàvem cap entelèquia, sinó engegar tres línies de treball que altres països ja havien aplicat i que, per tant, eren factibles. En resum, proposàvem que s'estudiés l'ús de tests diagnòstics amb sistemes d'alt rendiment, l'ús d'aplicacions de rastreig i, sobretot, la constitució del comitè d'experts independents necessari per ajudar en la presa de decisions.

El divendres 24, a les onze de la nit, jo encara estava intentant convèncer la consellera Vergés que tingués en compte les nostres propostes. L'endemà, dissabte, en una reunió amb cinc consellers i jo, vam acordar que passaríem un document molt rebaixat, però que seguiríem treballant i mantindríem el diàleg obert, basat en el respecte mutu i el reconeixement de la importància del debat per resoldre les discrepàncies. Vam aixecar acta de la reunió, on quedaven assenyalades les diferències de criteri i marcàvem els aspectes que calia monitorar i fer-ne seguiment. En concret, seguiríem el progrés en la implementació dels compromisos que la consellera de Salut havia assumit. El president en va rebre còpia.

Passats cinc mesos, al setembre, la consellera no havia considerat adient implementar cap de les propostes formulades des de l'àmbit de la nostra expertesa ni tampoc ens havia convidat a continuar el diàleg o a retrobar-nos. En una entrevista a TV3 vaig opinar sobre la consellera Vergés i la seva actuació i vaig afirmar que «li falten coneixements de salut pública i la humilitat per escoltar els experts». De fet, el que veritablement crec que passava és que la consellera s'envoltava d'aquells experts que li deien el que ella volia sentir, però intentava mantenir ben lluny els que, com jo, opinaven diferent. Catalunya havia perdut l'ocasió de ser modèlica en el control de la covid-19. El nostre país, amb gran tradició de participació ciutadana, una comunitat científica potent i uns governs teòricament dialogants, va perdre l'oportunitat.

Mesures ignorades: la burocràcia atura la innovació

Al meu entendre, la gestió del pla de desconfinament i nova normalitat liderat pel Departament de Salut va tenir mancances molt greus. Pensaven que estaven preparats, però no era així. No estaven a punt per donar una resposta ràpida i efectiva a una situació nova, i a l'hora de prendre decisions van poder més la burocràcia i la lentitud que la bona voluntat. En aquells moments vaig recordar la prepotència que havia mostrat el govern de Madrid en rebutjar l'ajuda de l'ambaixador xinès: el govern català actuava amb el mateix menyspreu cap a l'acadèmia i la societat civil, pensant que ho podien fer tot sols i que no necessitaven ajuda de ningú.

Davant d'una situació totalment desconeguda, calia buscar i acceptar el nou coneixement de forma ràpida. Calia que algun dirigent liderés el procés per assegurar-se que els nous coneixements i avenços tecnològics sobre la covid-19 es traslladaven de manera eficaç i immediata a polítiques i pràctiques per aconseguir beneficis en la salut de la població. En situació de no-pandèmia, aquest procés, que en diem de translació de la recerca, és llarg i lent; pot trigar anys. Però en situació de pandèmia no ens podíem permetre retards. Aquest és un gran repte que demostra la diferència entre els grans líders i els líders mediocres.

El secretari general de Salut Pública del Departament de Salut durant la primera onada, el doctor Joan Guix, reconeixeria mesos més tard, durant la lliçó inaugural del curs a la Facultat de Medicina i Ciències de la Salut de la URV, que el problema burocràtic per fer front a la crisi de la covid-19 havia estat crític i que havia alentit la posada en marxa de solucions i recursos. El sistema de rastreig de contactes va ser insuficient per al volum de feina que hi havia, i els problemes burocràtics van retardar tres mesos l'autorització per a la incorporació de nou personal, segons ell mateix va confessar. El doctor Guix també va explicar que els laboratoris i els sistemes d'informació es van col·lapsar: «Eren absolutament deficients: treballàvem amb Excels i amb els informàtics a tota màquina per fer compatibles els sistemes dels centres sanitaris». El desabastiment de materials de protecció personal o de material mèdic va ser terrible. Va arribar un moment en què no hi havia escovillons per recollir mostres de PCR o no hi havia algunes medicines necessàries per intubar alguns malalts.

El doctor Joan Guix va acabar dimitint i el càrrec de secretari general de Salut Pública va quedar vacant durant dos mesos, del 28 de maig al 20 de juliol. Sembla injustificable que la posició de lideratge per fer front a la pandèmia estigués vacant ni un sol dia.

Rebuig al suport desinteressat de la societat civil

Estic convençut que molts d'aquests aspectes es podrien haver solucionat si el Departament de Salut s'hagués deixat ajudar per l'acadèmia i pel teixit civil i empresarial que en aquell moment s'havia abocat a aportar solucions de manera desinteressada. Durant els mesos d'abril i maig vaig rebre centenars d'e-mails de persones particulars, investigadors independents, centres de recerca, empreses i institucions que volien ajudar. Alguns eren desenvolupadors d'aplicacions que proposaven construir-ne una de franc. Altres eren estadístics o experts en *big data* que s'oferien a fer anàlisis de dades. Altres eren empresaris que feien importacions de la

Xina i s'oferien a aconseguir milions de tests d'antígens. Molts eren directors de laboratoris de recerca o de veterinària que volien posar les seves màquines PCR a disposició del Departament. I un darrer grup eren cambres de comerç o associacions d'empresaris que s'oferien a coordinar l'àmbit del teletreball i les entrades esglaonades a les empreses.

Les idees que em van traslladar dels diferents sectors de la societat civil eren innovadores i haurien contribuït enormement a reduir l'impacte de la pandèmia a casa nostra. Algunes propostes, molt poques, vaig aconseguir-les canalitzar perquè poguessin contribuir de forma organitzada a millorar la resposta contra la covid-19. En la major part dels casos, malauradament, no van trobar acceptació entre els diferents interlocutors polítics a qui em vaig dirigir. Feia la sensació que creien que ho tenien tot controlat i que no necessitaven l'ajuda de ningú de fora. Per part meva, no vaig tenir temps de respondre personalment a totes les persones que em van escriure aquells dies i vull aprofitar aquestes línies per expressar-los el meu agraïment sincer.

Tot plegat va ser un camí frustrant i desagradable, però el fet de no transitar-lo sol em va resultar molt reconfortant. Al nostre país hi ha molt de talent; espero que algun dia sabrem apreciar-lo com cal i donar-li el lloc que li correspon.

La nova normalitat

A través del «nou decret de normalitat» del 21 de juny, el govern de Madrid aixecava l'estat d'alarma i demanava als governs autonòmics que mantinguessin un conjunt de regles comunes, incloses l'ús obligatori de mascareta en espais tancats i a l'aire lliure quan la distància física de dos metres no era possible, la recomanació de treballar des de casa i mesures de distància física. Al mateix temps, el Ministeri de Sanitat va actualitzar el protocol de proves: calia fer proves PCR, investigar tots els contactes i posar-los en quarantena. Per fi! A més, cada govern autonòmic tenia la competència per implementar el pla de desconfinament i control de la covid-19 que hagués dissenyat.

El 13 de juliol, els governs de les autonomies van acordar uns indicadors comuns per actuar de manera semblant davant de nous rebrots de la covid-19. El document es va millorar posteriorment el 22 d'octubre establint nivells d'alerta de l'1 al 4 basats en un conjunt de vint-i-vuit indicadors (vuit de principals i vint de complementaris) respecte a les capacitats sanitàries i al nivell de transmissió comunitària. La combinació d'un resultat d'indicadors posicionaria el territori en un nivell d'alerta (groc, taronja, vermell o granat) i determinaria la millor resposta de salut pública a aquesta situació. Per exemple, com més alt era el nivell d'alerta, més intenses havien de ser les mesures restrictives i el tancament d'activitats.

Hi va haver dos indicadors que van esdevenir *vox populi* a partir de la segona onada i que obrien tots els telenotícies. El primer, la taxa d'incidència acumulada de nous casos de covid-19 en catorze dies per 100.000 habitants. Es va establir que un valor superior a 50 ens havia de posar en alerta i més de 250 era molt greu. El segon, la proporció de llits d'UCI ocupats sobre els aproximadament 700 llits disponibles a Catalunya i 4.500 a Espanya. En aquest indicador sobrepassar el llindar del 5% era preocupant, i per sobre del 25%, molt greu.

El meu quarantè aniversari i la segona onada

Els mesos de maig i juny van ser tranquils, amb nivells d'incidència acumulada en catorze dies per sota de 20 i una ocupació de llits d'UCI inferior al 5% tant a Catalunya com a Espanya. S'havia recuperat la normalitat i tothom planejava les vacances. Els científics ens preguntàvem si la baixa incidència era deguda exclusivament a les vuit setmanes de confinament o si la calor també reduïa la transmissió del virus. Ara la gent feia trobades a les terrasses o a l'aire lliure; semblava que el fet que hi hagués menys trobades a l'interior disminuïa la probabilitat de contactes estrets i propers. Alguns estudis de laboratori, a més, diuen que els coronavirus sobreviuen millor a l'ambient com més fredes són les temperatures.

El dia 23 de juny vaig celebrar el meu quarantè aniversari. Va ser un sopar senzill a Arenys amb els pares, el Sergi i el meu germà. Havia estat una primavera esgotadora i un sopar a la fresca amb la família em va semblar la millor celebració del món. El regal d'aniversari va ser molt emocionant: un videoclip amb imatges de les tietes, els cosins i els amics durant el confinament i la cançó que havien fet viral el grup osonenc Sixtus «Oda a Oriol Mitjà». Estic molt agraït als Sixtus i guardo la seva cançó i les seves paraules en un raconet del cor. «Tu continues a la teva, ben ferm amb aquesta idea, i és que saps que al cel tens un lloc guardat per totes les vides que has salvat. I és que amb tu no sé pas que em passa, t'odio i t'estimo a parts iguals, i jo seguiré tancat a casa, t'odio i t'estimo molt, Oriol Mitjà».

La segona onada de la pandèmia va arribar abans del que anticipaven les prediccions, i durant el juliol i l'agost els casos es van associar principalment a brots als llocs de treball (especialment en població migrant de la indústria càrnia i en treballadors temporers de la fruita) i a les llars de barris treballadors (en poblacions amb menys capacitat per evitar situacions de risc perquè necessitaven seguir agafant el metro i anant a treballar). Es van detectar dos grans brots a Catalunya, un al Segrià i l'altre a l'Hospitalet de Llobregat. El 20 de juliol, el doctor Josep Maria Argimon era nomenat secretari general de Salut Pública i prenia el relleu al doctor Joan Guix, que havia deixat el càrrec al maig. El nou secretari general tenia l'objectiu d'incrementar la sincronia entre la salut pública i la xarxa assistencial de l'ICS, i va arribar amb tres idees al cap: primera, donar accés obert a les dades covid-19; segona, reforçar el personal que feia el rastreig de contactes, i tercera, ser proactiu en la cerca de casos en zones on hi havia brots mitjançant l'ús de tests PCR massius. Els brots del Segrià i de l'Hospitalet es van controlar precisament amb estratègies de testeig massiu amb PCR. Aviat vam descobrir que l'arribada del doctor Argimon seria cabdal per posar ordre al desgavell i que el lideratge de la gestió de la pandèmia havia de ser indiscutiblement tècnic.

Entre els mesos d'agost i octubre els nivells de casos eren alts però es mantenien estables entorn d'una incidència acumulada en catorze dies de 200 i una ocupació de llits d'UCI de ~10%, però amb l'arribada del fred a finals d'octubre la transmissió del virus es va tornar més agressiva. La segona onada s'havia desbocat, amb registres que a Catalunya es van enfilar a taxes d'incidència acumulada en catorze dies de ~700 i ocupació de llits d'UCI del 60% en la pitjor setmana del novembre. Les xifres van ser semblants al global d'Espanya: incidència acumulada en catorze dies de ~700, i ocupació d'UCI del 40%. Les mesures havien estat de nou insuficients.

Gràcies a l'augment de la capacitat de fer proves, es van detectar més casos en comparació amb la primera onada, però el nombre d'ingressos a les UCI i el nombre de morts diaris d'entorn de 400 persones/dia a Espanya no van assolir els mateixos nivells que a la primera onada, de 800 persones/dia.

La segona onada ens va tornar a ensenyar les vergonyes del país. Els responsables polítics feien equilibris felins per conciliar tots els actors en joc, per gestionar la complexitat de la vida quotidiana. Les decisions polítiques no van estar a l'altura i van tornar a ser lentes i allunyades de les indicacions tècniques. L'atenció primària va arribar de nou al límit de la seva capacitat, amb una vaga de personal sanitari que es queixava de les condicions laborals, i havent avançat menys del que s'esperava en el sistema de rastreig i de detecció.

La polèmica dels rastrejadors

Si dèiem que volíem assolir la xifra de 1.800 rastrejadors o gestors covid, a l'abril en teníem 150, a finals de juliol es va incrementar el nombre a 240, i no va ser fins al novembre que es va assolir la xifra desitjada de 2.000 gestors. Els gestors covid estaven presencialment als centres d'atenció primària, on descarregaven de feina els equips assistencials. La seva tasca principal era atendre els casos i recollir dades dels contactes de les persones positives.

A més, al mes de juny es van contractar 213 *scouts* (o personal administratiu júnior) per fer trucades de seguiment telefònic en un *call center* del 061 situat a l'Espai Bital i a l'Espai Ciències de l'Hospitalet de Llobregat. Aquesta va ser una de les vergonyes de l'administració, quan es va adjudicar el servei de rastrejadors a una filial de l'empresa Ferrovial per gairebé 18 milions d'euros, utilitzant la situació de privilegi que li donava l'estat d'alarma per fer una contractació directa per la via d'urgència. Davant de la lògica indignació dels col·lectius de metges i del personal d'infermeria, el Departament de Salut no va tenir altre remei que reconèixer l'errada; tot i així, la consellera de Salut va insistir en múltiples ocasions que no era possible revertir el contracte amb Ferrovial. Òbviament, va ser criticada obertament per plataformes en defensa dels serveis públics. Finalment, el contracte es va poder anul·lar el 31 de gener del 2021, aprofitant que una clàusula indicava que s'extingiria quan comencés la vacunació.

L'evolució de les PCR i els tests d'antígens

L'increment del nombre de PCR fetes a Catalunya va ser un èxit: va passar de les 5.000 diàries en la primera onada a les 30.000 diàries en la segona onada gràcies a la instal·lació de petits robots a diferents centres. Aquests robots, anomenats Panthers (Sistema Procleix Panther), són analitzadors de biologia molecular molt semblants a les màquines de PCR, però amb una major automatització i una reducció de les necessitats de processament de mostres d'escovillons nasofaringis. Aquesta solució la va aportar Grifols, la companyia catalana líder en productes transfusionals. El mateix Víctor Grifols Roura va explicar quina era la seva motivació personal per ajudar a superar la pandèmia: sembla que el seu besavi, el metge hematòleg doctor Grífols Roig, va ser una persona clau en les millores sanitàries, com ara la promoció de l'ús de la mascareta, durant la grip espanyola del 1918. Però amb 30.000 PCR encara fèiem curt; calia ampliar la capacitat de diagnòstic i incorporar els tests d'antígens.

Els tests d'antígens són un tipus de test formats per una tira de paper amb una molècula incrustada que s'enfosqueix quan el virus està present a la mostra. Per utilitzar la prova, la persona es frega suaument la part frontal de la cavitat nasal amb un escovilló, col·loca l'escovilló en un petit tub precarregat de líquid i aboca el líquid a la tira de paper. En qüestió de minuts, els resultats se saben en funció de si apareix una línia al paper o no (com una prova d'embaràs).

Durant els mesos d'estiu vam fer un estudi per comparar els resultats de la PCR i del test d'antígens de cinc marques comercials en gairebé 1.500 mostres de casos de covid-19, ja fossin persones amb símptomes, contactes positius o asimptomàtics positius.

Vam veure que les proves d'antígens eren extremament efectives. En mesurar la sensibilitat dels tests, que és l'habilitat per detectar un cas positiu en el supòsit que realment ho sigui, vam trobar que era superior al 98% a l'hora de detectar persones molt contagioses (és a dir, persones amb una alta càrrega viral), i que la xifra disminuïa al 80% en persones que tenien covid-19 però no eren contagioses.

A Catalunya, vam perdre tres mesos, de l'agost a l'octubre, sense acceptar la utilitat dels tests d'antígens.

Igual que la utilitat d'un cotxe Ferrari és diferent que la d'un carretó de golf, malgrat que tots dos són vehicles de motor, amb les proves de la covid-19 passa el mateix. Però el Departament de Salut volia Ferraris per moure's pel camp de golf.

La prova PCR ens permet saber amb gran precisió si una persona té la infecció per SARS-CoV-2, però és lenta i requereix un laboratori; aquesta la podíem utilitzar per als malalts hospitalitzats, en els quals necessitàvem gran precisió. El test d'antígens és menys sensible, però el tens en deu minuts, és molt econòmic, el pots fer de manera freqüent fora de l'hospital i l'evidència científica ens deia que era capaç de detectar quantitats de virus infectives o contagioses. És a dir, hi ha persones infectades (que alberguen la infecció) que no són infeccioses si la quantitat de virus que tenen és molt petita. Les proves ràpides podrien ser de gran ajuda per incrementar la seguretat en activitats a la comunitat, com per exemple a les residències, l'esport, la cultura, la restauració o els aeroports.

Alguns catalans van quedar desconcertats quan vaig lloar l'estratègia de testeig d'Isabel Díaz Ayuso a Madrid. Penso que la presidenta de la Comunitat de Madrid va estar encertada amb la utilització de tests d'antígens en cribratges poblacionals per controlar l'epidèmia als barris més afectats per la covid-19. Això no significa que avali molts altres aspectes de la seva gestió que han estat perjudicials per a la salut dels madrilenys.

A Catalunya vam haver d'esperar fins a l'octubre per començar a utilitzar els tests d'antígens en centres d'atenció primària per detectar la covid-19 en casos amb símptomes. El 25 de novembre es va consensuar la indicació d'utilitzar-los en els contactes d'un positiu, o en cribratges poblacionals. El 16 de gener se'n va aprovar l'ús per als visitants a les residències i per al personal de les empreses. Però, en el moment d'escriure aquestes línies, les farmàcies de Catalunya segueixen sense poder fer les proves. Si tots els ciutadans s'haguessin pogut fer el test d'antígens de manera freqüent, recurrent i senzilla a les farmàcies és molt probable que haguéssim aturat una tercera onada.

L'any nou i la tercera onada

No n'aprenem. Nou mesos de pandèmia i no n'aprenem. L'inici de l'any 2021 ens va portar també la tercera onada, que d'altra banda era totalment previsible. Feia mesos que es demanava responsabilitat als ciutadans. La població estava cansada i frustrada, i els governs feien recomanacions de no barrejar bombolles (aquest és el nom que es va donar a les persones que conviuen sota el mateix sostre).

Pel pont del 6 i 8 de desembre calia renunciar a les vacances o a les escapades a la muntanya. Per Nadal, Sant Esteve i Cap d'Any, «no barregeu bombolles», deia la consellera de Salut, i ens deixava a tots els epidemiòlegs amb la boca oberta. Tots sabíem que les mesures no serien suficients.

Interpreto que el govern tenia por del cost polític de les restriccions i de les prohibicions i per això permetia la campanya de Nadal, igual que havia permès la d'estiu.

Per si no n'hi havia prou, començaven a aparèixer noves variants de SARS-CoV-2, a Anglaterra, Sud-àfrica i el Brasil, que es transmetien més ràpidament, i que produïen infeccions amb una càrrega viral més elevada. Les noves variants tenien coses en comú: s'havien identificat en zones on hi havia un esclat epidèmic, presentaven un avantatge competitiu enfront de les variants anteriors i ràpidament passaven a ser la variant dominant en aquella regió, i a més compartien una mateixa mutació que els investigadors van anomenar Nelly. El coronavirus seguia sense posar les coses fàcils.

L'hivern va ser llarg. Vam tornar a assolir xifres d'incidència acumulada en catorze dies de prop de 700 i d'ocupacions de les UCI superiors al 60%. En alguns llocs d'Espanya es van tornar a viure situacions de col·lapse sanitari i tristament es van tornar a utilitzar sistemes de triatge per prioritzar l'ingrés a l'UCI de pacients amb «l'esperança de vida més alta» mentre que altres en quedaven fora per l'escassedat de recursos. A la primera onada ens havíem resignat i havíem entès la necessitat d'aplicar una medicina de catàstrofe. Malgrat això, era inexplicable que vuit mesos després haguéssim tornat a arribar a aquesta situació. Hi havia hagut temps per fer tots els esforços de prevenció i planificació, i per tant, l'aplicació del triatge era injustificable des del punt de vista de la bioètica. Els gestors del sistema públic havien fracassat.

L'any 2021 també ens va portar, però, les vacunes del nou coronavirus, i amb elles l'esperança que podríem posar fi al malson. Les primeres dosis de la vacuna es van administrar el 27 de desembre del 2020. Només un any després de l'inici de la pandèmia de covid-19 a la Xina, la cursa mundial per disposar d'una vacuna havia donat els primers fruits. Els resultats dels assajos clínics en humans van ser molt favorables i indicaven que protegien contra la malaltia, és a dir, conferien immunitat protectora, en una proporció d'entre el 70% i el 95% de les persones, segons el tipus de vacuna. En estudis en primats també es va demostrar, a més, que les vacunes reduïen la càrrega viral a les vies respiratòries, i per tant disminuïen la contagiositat. És a dir, que una persona vacunada no emmalalteix, i molt probablement és menys contagiosa.

A llarg termini la vacunació tenia el potencial d'aturar la transmissió de la covid-19 quan el 70% de la població estigués immunitzada —aproximadament cap a l'estiu o la tardor del 2021—. Els investigadors seguiríem treballant per acompanyar la implementació dels programes de salut pública i donar resposta a qualsevol obstacle que pogués aparèixer en el camí, ja fos la irrupció de variants resistents a les vacunes o bé la recerca d'alternatives de tractament per a les persones en què la vacuna no fos efectiva.

Part 6

ENTRE LA POLÍTICA I LA RECERCA

«[Rieux, el metge:] —En tot això, no es tracta d'heroisme. Es tracta d'honestedat. És una idea que pot fer riure, però l'única manera de lluitar contra la pesta és l'honestedat.

—I què és l'honestedat? —digué Rambert, el periodista, de sobte més seriós encara.

—En general, no sé què és. Però, en el meu cas, sé que consisteix a fer el meu ofici».

Albert Camus, *La pesta*

Oriol Mitjà, conseller?

Els primers dies d'abril del 2020 es va fer palesa la necessitat de reactivar aquells aspectes de la nostra quotidianitat que fos possible conjugar amb la necessitat d'aturar la transmissió de la malaltia. En aquest context un ciutadà andorrà anònim i voluntariós, Joel López, em va demanar que revisés una proposta de recomanacions bàsiques per desconfinar Andorra que havien preparat a estones lliures entre ell, que era informàtic, i la seva dona, metgessa. Em va semblar tan interessant el que proposava que vaig aprofundir en el pla amb ell, i a més vaig explicar aquesta proposta un dissabte a la nit al programa *FAQS* de TV3.

El president de la Generalitat, Quim Torra, devia estar mirant la tele, perquè l'endemà mateix, el dia 5 d'abril, em va escriure per WhatsApp i em va oferir el nomenament de comissionat per al desconfinament, amb rang de conseller.

De seguida vaig trucar a la família i ells van estar contents, però em van fer diverses reflexions. En primer lloc, em van advertir que, en una situació tan delicada, per treballar de manera eficaç i sense entrebancs necessitava el suport de les dues forces de govern; no n'hi hauria prou amb la proposta del president. En segon lloc, em van recordar la meva vocació i la meva missió. Soc metge i científic, i no pas polític, així que si acceptava el càrrec havia de deixar clar que seria limitat en el temps, amb una finalitat tancada i sense contingut en el vessant polític. És a dir, jo no em volia convertir en un polític de professió, sinó que només ajudava en aquell moment d'excepcionalitat.

Les meves ties, la Maria i la Pilar, aquelles que vivien al pis de dalt quan era petit, coneixen bé el sistema de salut i l'administració catalana. La Maria és una metgessa molt respectada en un hospital de l'Institut Català de la Salut, i la Pilar és advocada i sotsdirectora general d'un departament de la Generalitat. Elles ho veien clar: «Cal que sigui un càrrec executiu, amb capacitat de decisió i funcions de coordinació i aglutinament de les iniciatives de la societat civil per aconseguir en el mínim temps possible tot el que es requereix per dur a terme el desconfinament i la implementació de les mesures de control de la infecció». I afegien: «Si la comunitat no se salva a si mateixa, no tindrà salvació. Hi ha molta gent disposada a ajudar sense cap ambició política». Finalment, insistien: «Res de ser assessor independent, perquè no tindràs comandament ni pressupost. A veure si pensen que nomenant-te salvador de la pàtria ja està tot fet i ja t'espavilaràs. Sense mitjans, ni equip, t'estan abocant al desastre i a la desesperació més absoluta. I a tots nosaltres, ciutadans, també».

Al meu pare Jordi, que és molt catalanista, li feia il·lusió que el seu fill pogués ser conseller, però va ser el més prudent i em va aconsellar que no em fiqués en embolics. La meva mare Tere em va dir que decidís el que em fes més feliç. Si em venia de gust fer política, bé, i si em venia de gust fer ciència i desentendre'm de la política, també estava bé.

La negativa d'Aragonès a explorar camins per sortir de la crisi

Dilluns al matí vaig trucar al vicepresident, Pere Aragonès, li vaig explicar la proposta del president Torra i li vaig confirmar la meva disposició a acceptar-la. No obstant això, volia parlar amb ell per estar segur que la part de govern d'ERC també ho veia amb bons ulls.

Li vaig raonar que des del meu punt de vista per fer front a l'emergència sanitària calia buscar la manera de crear un programa de control de la covid-19 amb una operativa, un finançament i uns mecanismes de gestió i de contractació àgils i que evitessin una rigidesa i una ineficiència innecessàries i sovint autoinfligides per un sistema massa burocràtic.

Jo em sentia capaç de liderar el programa de control de la covid-19 i d'ajudar a sortir de la crisi, i li vaig explicar que hi havia una sèrie de tasques transversals en les quals podia ser molt útil. Per exemple, a aglutinar les iniciatives de la societat civil, en la coordinació de l'equip de físics i matemàtics per fer prediccions, en la coordinació del desplegament de proves diagnòstiques, en el desenvolupament d'aplicacions mòbils per al grup d'informàtics, o en la supervisió de l'equip d'intervenció a residències.

Pere Aragonès em va escoltar i va sentenciar, més o menys, amb aquestes paraules: «Ja existeixen els mecanismes de governança de salut i els comitès tècnics que lideren el procés de presa de decisions en salut i l'operativització dels programes».

La conversa no anava com jo havia esperat. Vaig insistir que calia enriquir el treball del Departament de Salut amb personal i propostes externes i aprofitar el gran ecosistema d'institucions i d'experts del nostre país, i buscar experiències internacionals. Fins i tot se'm va ocórrer que podíem demanar ajuda als coreans o als australians per conèixer les seves experiències. En aquell moment (digueu-me ingenu), pensava que la responsabilitat del polític havia de ser fer de catalitzador per arribar a la millor solució i aprofitar el coneixement de l'acadèmia, de l'empresa privada, dels experts de dins i fora del país, de tot arreu.

Li vaig dir que els resultats fins ara no havien estat bons: «El govern podeu exigir a la tecnoestructura d'alts funcionaris del Departament de Salut que redirigeixi l'estratègia contra la covid-19» (o inclús canviar els tècnics si penseu que han fracassat, vaig pensar per a mi mateix). Ell va respondre ras i curt que «no ens podem imposar als tècnics ni a la governança de Salut».

Aragonès també va voler deixar clar que el meu criteri era diferent del d'altres metges o científics: «No hi ha consens en l'àmbit medicosanitari, i nosaltres escoltem el que ens diuen els nostres experts». És evident que en ciència sempre hi pot haver discrepàncies, que generalment són enriquidores perquè ens assenyalen diferents camins a explorar per sortir de la crisi. Els científics estem acostumats a no estar d'acord, i més encara a trobar un punt mitjà de consens. Les decisions que es prenen a través del debat científic solen ser més equilibrades, sòlides i encertades.

Davant la disjuntiva plantejada per dos arguments diferents, no és acceptable que el polític es quedi només amb l'evidència que li encaixa amb el que pensa i no vulgui ni tan sols escoltar alternatives. És perillós que professionals de la salut propers als polítics utilitzin aquesta tàctica i, en casos extrems, fins i tot bloquegin el debat ridiculitzant els punts de vista que no són els seus.

Sabia que el vicepresident no podia vetar-me, perquè la potestat de nomenar un comissionat o un conseller és del president, però no em sentia còmode en aquella situació. Hauria estat difícil treballar sota unes premisses de neutralitat política on quedés clar que no anava a favor d'un partit ni en contra de l'altre, especialment tenint en compte que hi havia tantes persones, entre polítics i periodistes, més interessades a burxar per aquí que no pas a valorar l'aportació d'un científic al govern. Finalment vaig rebutjar el càrrec i em vaig comprometre a escriure el document «Reactivar CAT» per revisar les eines que s'havien usat en altres països. Es tracta del document del qual he parlat en capítols anteriors.

Exigint la rendició de comptes de la consellera i el ministre

Sobre la gestió de la pandèmia a Catalunya i a Espanya vaig manifestar taxativament a la televisió que «les persones que n'han estat al capdavant han estat perillosament incompetents i no hauríem de permetre que en unes eleccions mantinguessin el seu lloc de treball». Segons la meva opinió, la consellera Vergés i el ministre Illa havien de retre comptes a la ciutadania sobre la gestió de la pandèmia. El ciutadà havia de disposar del màxim d'informació possible perquè no s'erosionés la rendició de comptes, és a dir, el procés en què tots els ciutadans vigilen i avaluen l'actuació responsable o no dels servidors públics. Això, òbviament, suposa la possibilitat de castigar a les urnes un polític o un grup de polítics que han actuat malament i és un mecanisme imprescindible per al funcionament de la democràcia. Sense transparència i fiscalització, triomfa la impunitat.

Vaig posar dades sobre la taula: fonamentalment, el fet que tenim una de les taxes de mortalitat per covid-19 més altes del planeta. La taxa de mortalitat de Catalunya i d'Espanya el gener del 2021 superava els 1.200 morts per milió d'habitants. Era la setena pitjor xifra de tot el món, només per darrere de Bèlgica, Eslovènia, Regne Unit, Txèquia, Itàlia i els Estats Units. La taxa estava molt per sota dels 100 morts per milió d'habitants a països com Finlàndia, Noruega, Austràlia, el Japó o Corea del Sud. Això volia dir que era deu vegades més probable que es morís per covid-19 un català que un noruec.

Vaig atribuir l'elevada mortalitat a les mancances en la gestió de la pandèmia. Els morts són els morts, i la comparació amb altres llocs no ens afavoreix gens. Com a país no en podem estar orgullosos. Si de cas, hauríem d'aprendre de les lliçons i fer-ho molt millor en el futur. Hem fracassat en gairebé tots els passos. Algunes morts per covid-19 eren inevitables, però d'altres no. És impossible projectar el nombre precís de vides addicionals perdudes a causa de les polítiques governamentals dèbils i inadequades, però estic segur que es pot calcular en milers. Quan es tracta de valorar la resposta a la crisi de salut pública més gran del nostre temps, els nostres líders polítics actuals han demostrat que són perillosament incompetents.

La diana de les meves crítiques no era un partit polític o una persona, sinó les accions o inaccions. En aquest sentit, ERC a Catalunya ha estat al capdavant de les dues àrees més difícils de gestionar, Salut i Afers Socials, i el PSOE a Espanya era responsable de Sanitat. Això explica per què concentren la major part de les crítiques: són les àrees més sensibles, i on les errades tenen un cost més gran.

En la meva opinió, seria honest que si un governant sent que no té les habilitats per gestionar una pandèmia ho reconegui i deixi que siguin altres els qui liderin la situació. Si no és així, és important la rendició de comptes, si una cosa s'ha fet malament de manera recurrent i voluntària sabent que hi havia alternatives. Les accions d'alguns governants han resultat negatives per a la crisi sanitària i també per a la qualitat de la nostra democràcia, en tant que es veia erosionada la rendició de comptes, es maquillava una falsa transparència, i la intel·ligència operativa estava minvada per la designació de càrrecs de confiança als quals els mancaven les aptituds per liderar la gestió d'una pandèmia.

La falta d'entesa entre partits catalans

I una constant durant la pandèmia va ser la manca d'entesa entre els dos partits del govern a Catalunya. Qui prenia les decisions al Departament de Salut era la consellera Vergés amb el vicepresident Aragonès, i generalment no permetien que el president Torra opinés o intercedís en les decisions en matèria de salut. A risc d'equivocar-me, interpreto que el dia que van repartir-se els departaments devien decidir que un partit no interferiria en les activitats de l'altre.

Durant els primers mesos de la pandèmia, vaig tenir diverses oportunitats d'exposar els meus arguments i plantejaments científics a un grup de consellers. El grup variava, però hi solien estar presents els consellers Budó (Presidència), Vergés

(Salut), Buch (Interior) i Aragonès (Vicepresidència i Economia). Recordo que normalment primer jo plantejava els meus arguments i les solucions que proposava. La consellera Vergés solia estar-hi en contra, i la consellera Budó a favor. Tant era així, que un dia li vaig dir, molt cordialment: «Consellera Vergés, per molt que m'esforço a recollir la millor evidència, a tu mai no et puc acabar de convèncer». El vicepresident Aragonès solia estar callat fins al final de la trobada. No expressava cap tipus d'hostilitat i sempre evitava la confrontació. Però era ell qui sentenciava, i ho feia a favor de la consellera Vergés. Eren decisions conservadores i des del meu punt de vista obstruccionistes, que endarrerien l'execució de les millores. La meva impressió personal és que Pere Aragonès va tenir un comportament típicament passivoagressiu, és a dir, que de cara deia una cosa, i per darrere es resistia als suggeriments que els feia i posava barreres per avançar en la bona gestió de la pandèmia.

Que la comunicació amb la consellera Vergés era escassa i difícil ja ho he deixat clar. Però per ser justos cal dir que sempre he mantingut un diàleg fluid amb moltes persones d'ERC i amb alguns membres del Departament de Salut, com el doctor Robert Fabregat, i també amb el doctor Josep Maria Argimon. També tenia una relació fluida amb la consellera Budó i el president Torra, que em van posar totes les facilitats perquè pogués fer la meva tasca.

En particular, amb el Robert hem compartit i contrastat punts de vista al llarg de tota la pandèmia, i els nostres diàlegs han sigut propers i sincers, amb una actitud de respecte mutu per les dues parts, encara que el grau de coincidència en l'assumpte que tractàvem era baix. El Robert, que és una persona molt propera a la consellera Vergés, ha defensat la seva gestió i jo li he pogut transmetre totes les meves preocupacions i anàlisis. Malgrat tot, sembla que tampoc a través d'aquestes vies he sigut capaç de pressionar perquè hi hagués un canvi en la manera de gestionar la crisi.

Les crítiques d'ERC, un déjà vu *de les crítiques del PSOE*

Mesos més tard, al novembre, quan Pere Aragonès va sortir elegit com a candidat a la presidència de la Generalitat per Esquerra Republicana (ERC) per a les eleccions del 14 de febrer del 2021, vaig fer un comentari públic sobre la seva actitud negativa a les reunions relacionades amb la covid-19. Immediatament em va trucar per telèfon: ell mantenia la seva postura sense canviar-ne una coma i jo mantenia les meves crítiques. Aleshores, els simpatitzants d'ERC (igual que ho havien fet anteriorment els del PSOE) em van atacar a les xarxes i als mitjans de comunicació. El periodista Sergi Sol em va ridiculitzar amb un article al diari *El Nacional* d'on he extret aquest fragment: «[...] arrogant guaita menjafigues, de pell fina i acabalats padrins que fa nefastes prediccions i s'ofèn perquè s'escolten altres guaites i no a ell, que en sap més que ningú». (*Menjafigues* és un terme ornitològic per referir-se a l'ocell de l'espècie oriol o tord groc.) Res de nou, les mateixes insinuacions que havien utilitzat persones properes al PSOE a l'abril sobre el meu caràcter arrogant i fent creure que soc afí a J×Cat, perquè d'aquesta manera els ciutadans pensin que la meva opinió està condicionada, no pels meus coneixements, sinó per una suposada militància.

De nou, aclareixo que aquesta suposada militància és falsa. No tinc cap afinitat ni soc simpatitzant de cap partit.

Alts càrrecs d'ERC em van explicar que el partit va interpretar que J×Cat estava en mode campanya electoral i que havien aprofitat la crisi de la covid-19 per desgastar ERC. En aquest sentit, pensaven que J×Cat havia buscat la manera de comptar amb la complicitat d'un infectòleg de prestigi internacional que no estava d'acord amb el que s'estava fent. I que em van utilitzar contra ells.

Qualsevol dirigent polític que hagi utilitzat les meves propostes amb relació a la covid-19 per fer qualsevol altra cosa que no sigui prendre decisions en matèria de salut pública perd completament la meva atenció i el meu interès. Qualsevol periodista, tertulià o comunicador que hagi esgrimit l'ús polític que s'hagi pogut fer de les meves paraules i n'hagi desvirtuat així el veritable sentit ha contribuït a engrandir una equivocació que ens fa mal a tots.

També soc crític amb J×Cat, i en la meva opinió el president Torra és en part corresponsable de la situació per no haver construït un govern prou sòlid per fer front a aquesta crisi. Part del bloqueig s'ha degut a les tensions entre les dues formacions polítiques. Percebo manca de diàleg i de ganes de comunicar-se entre blocs. Al meu parer, al president Torra també li va faltar valentia per intervenir en el Departament de Salut, però interpreto que els acords de la coalició blinden Salut.

Interpel·lar els governs sobre l'actuació en salut: per coherència i honestedat

Les meves paraules durant la pandèmia no han tingut cap altra motivació que no sigui mirar de ser coherent amb les meves conviccions de justícia social i defensa del dret a la salut, que crec que es veuen reflectides en la meva trajectòria, sobretot la professional.

He apel·lat als dirigents polítics perquè despleguin les millors eines al seu abast per protegir la salut dels ciutadans en el context de la crisi de la covid-19. Obrar raonablement és adoptar, després d'haver-ho meditat, la decisió que ofereixi més probabilitats d'aconseguir la finalitat que es pretén: aturar la covid-19 sense destruir l'economia. Per exemple, un confinament sever acompanyat d'una renda bàsica universal, o bé l'increment de la despesa per fer un desplegament massiu de mitjans diagnòstics i preventius. Les propostes innovadores dels científics van patir la incomprensió, la manca de valentia i la inacció dels governants. Hi havia marge de maniobra per fer reformes o prioritzar partides pressupostàries, però no hi havia expertesa ni valentia.

L'hermenèutica, la interpretació correcta dels fets, és la conseqüència de l'honestedat i el sentit comú, i amb la covid-19 es va veure perjudicada pel sectarisme polític, per interessos partidistes i per la manca d'habilitats d'algunes persones. Vaig criticar-ho, i els governants es van girar en contra meu. Però el temps posa tothom al seu lloc. Ser fidel a un mateix és una bona inversió a la vida.

Si des de l'àmbit de la meva expertesa veig una cosa que s'està fent malament i que es pot fer millor, sabent que aquesta millora pot salvar vides, com podria no dir res? Per lleialtat? Encara que costi vides? No!

L'actuació de qualsevol govern ha de poder ser criticada i interpel·lada. Mai he renunciat a denunciar la mentida, la incompetència o els interessos espuris que afecten la vida i el benestar de la comunitat. Com diu l'Evangeli de Joan, «coneixereu la veritat i la veritat us farà lliures».

Busquem respostes: recerca per a la readaptació de fàrmacs antivirals

Mentre a Catalunya bregàvem amb el govern per implementar les millors estratègies per als catalans, en l'arena internacional estàvem jugant un partit encara més important per trobar medicines que poguessin tractar el coronavirus.

La covid-19 té dues fases principals: la fase inicial de replicació viral i la fase avançada inflamatòria o pulmonar. A vegades també hi ha complicacions en forma d'un increment de la coagulació o bé una infecció secundària per bacteris o fongs.

La malaltia presenta una seqüència característica d'esdeveniments relacionats amb l'atac viral primari que es manifesta de manera semblant a la grip, amb tos, febre, dolors musculars i fatiga. La covid-19 a més produeix dos símptomes addicionals i característics que són la pèrdua del gust i l'olfacte. En pacients que progressen a la fase inflamatòria, en un termini de set a deu dies apareixen lesions múltiples i bilaterals als pulmons. La lesió pulmonar o pneumònia pot avançar ràpidament cap a una insuficiència respiratòria aguda, en què no arriba prou oxigen a la sang. Al cap de dues o tres setmanes alguns malalts desenvolupen complicacions, com ara una hipercoagulabilitat, que pot causar l'obturació de vasos sanguinis, cosa que pot afectar els pulmons i altres òrgans, i inclús desencadenar una trombosi cerebrovascular. Una altra complicació greu són les infeccions secundàries per bacteris i fongs degudes a una disfunció del sistema immunitari. Finalment, hi ha una fase final en què un petit percentatge de persones tenen símptomes residuals i recurrents, sobretot fatiga o febre, a la qual s'ha donat el nom de covid persistent.

Els investigadors vam entendre que calia tenir grups de medicines diferents per tractar cada estadi. Fixeu-vos en la diferència entre medicines antivirals i antiinflamatòries. És probable que els agents antivirals, com el remdesivir o els anticossos contra el coronavirus, siguin més eficaços durant la fase inicial de replicació viral, en la prehospitalització. En canvi, les medicines antiinflamatòries, com la dexametasona, tenen un paper clau en el tractament de les fases avançades, d'hiperinflamació.

El doctor Bonaventura Clotet va encarregar al meu equip de recerca que treballéssim en el primer grup de medicines, els antivirals, per tractar els pacients en prehospitalització. La idea era atacar el virus abans que es desencadenés la inflamació. En la major part dels casos, quan una persona amb covid-19 té símptomes lleus no se li dona tractament específic; només quan el pacient ingressa amb complicacions es donen els antiinflamatoris. El doctor Clotet i jo, però, estàvem d'acord amb l'aproximació a l'hora de tractar els pacients lleus: donar-los un tractament antiviral precoç per aturar la progressió a la fase de complicacions.

En un esforç per coordinar-nos amb altres grups de recerca d'arreu del món i per evitar duplicacions, ens vam integrar en un grup de treball amb l'OMS promogut per la Fundació Bill and Melinda Gates, on participen representants de diverses línies de recerca adreçades a identificar un tractament per a la fase inicial de la covid-19.

El problema cabdal de la covid-19, igual que en altres infeccions, és la manca de tractaments antimicrobians amb eficàcia coneguda. En aquesta situació es poden fer dues coses: o bé dissenyar nous fàrmacs basats en una nova estructura química, que és un procés llarg i costós, o bé mirar si alguna de les substàncies que s'utilitzen per a altres malalties funciona contra la covid-19. Aquesta segona metodologia es coneix com a «readaptació de fàrmacs per a noves indicacions», i el nostre equip de recerca està especialitzat en aquesta readaptació, que és una aproximació simple, barata i més ràpida que buscar noves medicines. Vam fer una recerca exhaustiva de tota la informació que s'havia publicat fins aleshores sobre medicines que poguessin ser potencialment actives contra el SARS-CoV-2, i el primer antiviral que va mostrar que tenia una activitat potent contra el virus al laboratori va ser la hidroxicloroquina (HCQ).

La hidroxicloroquina

La hidroxicloroquina és una medicina molt segura que s'ha utilitzat durant dècades per tractar la malària, i ara volíem readaptar-la per al tractament de la covid-19.

Vam llançar l'assaig sobre la hidroxicloroquina amb moltíssima esperança. En un moment en què els sanitaris s'estaven contagiant a molta velocitat, en què molta gent gran estava morint, no podíem perdre més temps. Si la nostra hipòtesi sobre l'eficàcia de la hidroxicloroquina es confirmava, teníem a les nostres mans la possibilitat de salvar milers de vides..., potser milions de vides!

Els resultats preclínics al laboratori eren tan bons que molts metges i investigadors estàvem convençuts que funcionaria; tant és així que l'agència reguladora americana va emetre una aprovació d'emergència per a l'ús de la hidroxicloroquina als Estats Units. També a Espanya la major part de metges la usaven per tractar els pacients greus, i la demanda d'hidroxicloroquina es va disparar. Però només hi ha tres empreses farmacèutiques que distribueixin aquest producte, i l'estoc era limitat. L'Agència Espanyola del Medicament va agafar el control de la distribució perquè no se'n fes un mal ús.

Amb relació a la covid-19, vam mirar si la hidroxicloroquina podia prevenir la malaltia en persones sanes que havien estat contactes d'un positiu (com a mesura de profilaxi), i també si en persones infectades feia poc podia impedir la progressió de la malaltia cap a estadis més evolucionats (com a teràpia en fases inicials).

L'estudi es va centrar en els tres grups de població que tenien el risc més alt de contraure la infecció. En primer lloc, els sanitaris que estaven exposats al virus en les seves tasques diàries, perquè havíem de poder oferir a aquest personal algun tractament per tal que no caiguessin malalts. En segon lloc, els convivents de les persones positives, perquè, en el context d'un aïllament al domicili, com t'ho fas si un membre de la família s'encomana i la resta continuen convivint amb ell, sabent que la probabilitat que t'infecti és molt alta? I en tercer lloc, les persones grans de les residències, que tenen el risc més elevat de contagi i de mort. L'OMS havia convidat la comunitat científica a prioritzar el grup de gent gran que vivia en residències.

Quan vam fer les primeres visites a residències, ens vam adonar que hi havia llars on més del 50% de persones grans estaven infectades; era demolidor. La intervenció a residències era molt necessària, i la vam fer amb la col·laboració inestimable de l'organització no governamental Open Arms. El personal d'Open Arms ve del camp sanitari, i per tant, per la seva formació, resultaven perfectes per ajudar-nos en aquest assaig. El país no es podia permetre el luxe de tenir aquest magnífic recurs humà aturat.

Un assaig clínic faraònic

L'assaig es va dur a terme a tres de les nou regions sanitàries de Catalunya durant el març i l'abril del 2020, per tant durant la primera onada. Hi van participar un total de 2.314 contactes de 672 casos PCR-positius per covid-19.

Als participants se'ls assignava a l'atzar si havien de prendre la hidroxicloroquina durant set dies o no prendre-la i els fèiem un seguiment durant catorze dies per avaluar quants desenvolupaven la covid-19. Pensàvem que entre el grup de participants que es prengués la hidroxicloroquina hi hauria menys casos de covid-19 que entre els que no se la prenguessin.

Va ser un assaig de dimensions faraòniques, amb

un cost de gairebé un milió d'euros. Hi van contribuir vint-i-una institucions de recerca i salut pública, destacant les direccions d'atenció primària i gerències territorials de l'ICS i l'Agència de Qualitat i Avaluació Sanitàries de Catalunya. A més vam necessitar més de cent vint professionals i investigadors, que ens van permetre desplegar sis equips de sanitaris sobre el terreny: Badalona, Barcelona, Sabadell, Manresa, Vic i el d'Open Arms, que anava a les residències.

En iniciar l'estudi no vam pensar en els diners, només en el fet que era imprescindible tirar-lo endavant. És a dir, vam posar-ho tot en marxa i un cop havíem començat vam pensar d'on trauríem els diners. Aleshores va aparèixer l'actor Marc Clotet, que va tenir la idea de fer la campanya de *crowdfunding* JoEmCorono (yomecorono.com). La resposta espontània de la ciutadania va ser impressionant: en menys de vint-i-quatre hores havíem recaptat quasi un milió d'euros, provinents majoritàriament de setanta-dues mil donacions altruistes. La resta de diners recaptats es van destinar a finançar altres projectes de recerca contra la covid-19 d'investigadors de l'Hospital Germans Trias i l'Institut de Recerca IrsiCaixa. El cantant Miki Núñez també es va sumar a l'esforç de micromecenatge i va reunir una colla de vint-i-dos cantants famosos per versionar una cançó seva i recollir fons per a la recerca. Només puc expressar un agraïment sincer al Marc, al Miki, i a tots els ciutadans anònims que ens van ajudar.

L'estudi seguia endavant. Cada vespre, a les vuit, parlàvem per Skype per veure com havia anat el dia, on podíem millorar, si havia sorgit algun problema... En aquest assaig també participaven voluntaris que no venien del camp clínic, però que resultaven igualment vitals perquè feien tasques logístiques acompanyant el personal d'infermeria, de xofers, d'assistents... Va ser emotiu, perquè algunes persones voluntàries s'havien quedat sense feina arran de la crisi sanitària, i ara estaven disposades a ajudar en el desenvolupament de l'assaig.

Un error en la gestió de les expectatives i un resultat científic negatiu

Al llarg de l'estudi estàvem sobrepassats de feina, però érem molt conscients de l'angoixa de la ciutadania i de múltiples organismes nacionals i internacionals per saber els resultats ràpidament. Treballàvem amb una pressió extrema davant un assaig molt gran. Vaig sentir més pressió per generar resultats que en qualsevol altre estudi on he participat.

En començar a treballar havíem anunciat en roda de premsa que podríem tenir resultats preliminars en tres setmanes i que teníem l'esperança que serien positius. Reconec que vaig errar en la gestió de les expectatives. L'estudi havia de durar tres mesos, però teníem planejada una anàlisi provisional de les dades, de manera que si els resultats a les tres setmanes haguessin estat positius, ja els podríem haver anunciat. No vaig mesurar el risc que els resultats poguessin ser negatius. Amb una expectativa tan alta, la decepció de la ciutadania va ser gran, en veure que trigàvem més de tres setmanes a generar resultats i que finalment aquests eren negatius.

L'estudi va concloure que la hidroxicloroquina no és eficaç per prevenir la covid-19 en contactes o per tractar pacients amb covid-19 lleu. El nombre de contactes que van desenvolupar símptomes per covid-19 va ser similar en les persones que van rebre hidroxicloroquina (5,7%) i en les persones que no en van rebre (6,2%).

Immediatament vam passar els resultats i els informes a l'OMS i a l'agència reguladora americana, la FDA (Food and Drug Administration), que en virtut del nostre estudi van decidir retirar l'aprovació d'emergència que havien donat a aquesta medicina. El nostre consell va ser no usar la hidroxicloroquina per a la prevenció ni per al tractament precoç, i vam suggerir continuar treballant en altres estudis que permetessin identificar altres medicaments vàlids.

Un resultat negatiu no era el que desitjàvem,

ni nosaltres ni ningú. Però el gran filòsof de la ciència Karl Popper ja va explicar que un resultat negatiu pot suposar un avenç preciós per al coneixement científic: «El que realment fa créixer la ciència són les idees noves, incloses les idees falses». La ciència moderna es basa en la refutació d'hipòtesis. És a dir, els investigadors ens plantegem una idea o hipòtesi i fem experiments per posar a prova la validesa d'aquest plantejament. El resultat pot ser que corrobori o que desmunti la nostra idea. Com deia Popper, els científics que no estiguin disposats a exposar les seves idees al perill de la refutació que no participin en el joc de la ciència.

Guanyadors de la Lliga de Campions

Els resultats es van publicar al *New England Journal of Medicine* (*NEJM*), i van representar una informació molt útil per als països que encara utilitzaven aquest medicament. Gràcies a la nostra troballa, les autoritats de salut podien descartar un tractament que s'havia utilitzat a bastament per a la covid-19 tot i que no se n'hagués demostrat l'eficàcia, i la comunitat científica podia centrar-se en altres línies de recerca amb potencial per identificar un tractament eficaç.

Més enllà de l'impacte per a la societat, aquesta publicació també va representar un èxit per al nostre equip de recerca i un reconeixement a l'excel·lència. Publicar un article original en una de les dues millors revistes de medicina del món (aquestes són *NEJM* i *The Lancet*) és com guanyar la Lliga de Campions de la UEFA per a un equip de futbol. Aquest era el nostre quart trofeu de guanyadors de la Lliga de Campions, després d'haver publicat en aquestes revistes tres articles originals més sobre el pian. Hi ha molt pocs equips d'investigació biomèdica al nostre país que hagin aconseguit una fita semblant, i em sento molt orgullós del meu equip, que va aguantar dempeus contra vent i marea.

El secret de l'èxit del nostre equip és que estem molt cohesionats. Treballem basant-nos en tres premisses: primer, fem només estudis experimentals en els quals nosaltres controlem la intervenció (a diferència dels estudis purament descriptius); segon, intentem assolir l'excel·lència en la metodologia, i per això col·laborem amb els millors centres de recerca del món, i tercer, i més important, busquem sempre tenir un impacte directe sobre la població, i preferiblement sobre les persones més vulnerables.

Els investigadors del meu equip tenim afinitats semblants en la defensa del dret a la salut i objectius compartits per fer recerca sobre malalties infeccioses, sobretot relacionades amb la pobresa. Aquest any hem crescut en nombre: a més de la

Laia, la Camila, el Martí, la Maria i el Marc, han començat a treballar amb nosaltres Andrea Alemany, una metge de família formidable; Dan Ouchi, que és un crac de l'estadística, i Gerard Carot, que escriu textos científics de manera rigorosa i elegant com poca altra gent he conegut. Més que un grup de recerca, jo diria que som una colla d'amics.

Noves línies de recerca

En paral·lel al nostre estudi hi havia molts altres investigadors arreu del món fent feina per trobar una cura contra la covid-19. En una primera fase, els equips de recerca bàsica estaven provant tot tipus de substàncies i molècules en assajos de laboratori. Després, els equips de recerca clínica havíem de seleccionar les millors opcions per provar-ne l'eficàcia en les persones.

Fins no fa gaire cap fàrmac havia demostrat eficàcia antiviral davant del SARS-CoV-2 en les persones. A tot el món s'havien engegat més de 750 estudis clínics (de bona qualitat) sobre 14 agents antimicrobians diferents. La hidroxicloroquina s'estava investigant en 150 estudis; el favipiravir, en 20; l'interferó, també en 20, i els anticossos, en 60. Només una petita fracció d'aquests estudis s'ha acabat completant.

Els tractaments que per ara han donat millors resultats al laboratori i en assajos clínics són diferents medicaments amb anticossos anti-SARS-CoV-2. Grifols, la companyia líder en teràpies amb plasma, pot produir aquests productes, i un cop enllestit l'estudi sobre la hidroxicloroquina nosaltres ja estàvem preparats per fer un nou assaig clínic. Es van alinear els astres. Vam iniciar un nou estudi.

Juntament amb Grifols hem desenvolupat un assaig clínic per a un nou medicament que proporcionaria immunitat immediata contra la covid-19, més ràpid que el vaccí que triga sis setmanes. S'anomena «immunoglobulines hiperimmunes» i s'administra amb una injecció subcutània. Es tracta d'un derivat del plasma convalescent que és la part líquida de la sang on es troben els anticossos. El nostre estudi vol demostrar que si es dona en la fase inicial de la malaltia pot disminuir a la meitat el risc de complicacions. El medicament es pot administrar a persones amb una prova diagnòstica positiva de SARS-CoV-2 en centres d'atenció primària. A diferència del vaccí, que estimula el nostre organisme perquè produeixi anticossos, aquest medicament subministra els anticossos ja fets i dona protecció immediata. Per tant, creiem que pot ser més útil en persones grans i pacients trasplantats, amb càncer o immunodeprimits, en els quals el vaccí pot ser que tingui una eficàcia limitada.

Avui dia seguim treballant sense descans per fer recerca sobre la covid-19, buscant nous tractaments, noves solucions.

Part 7
REFLEXIONS FINALS: PASSAT I FUTUR

«[Havia acabat el malson.] Escoltant els crits d'alegria que pujaven de la ciutat, [el metge] Rieux pensava que aquella alegria estava sempre amenaçada. Perquè ell sabia el que la multitud joiosa ignorava i que es pot llegir en els llibres: que el bacil de la pesta mai no mor ni desapareix, que pot estar adormit durant desenes d'anys en els mobles i en la roba, que s'espera pacientment a les cambres, als cellers, a les maletes, als mocadors i als paperots, i que, potser, vindrà un dia que, per a dissort i alliçonament dels homes, la pesta despertarà les seves rates i les enviarà a morir a una ciutat feliç».

Albert Camus, *La pesta*

Una allau d'informació

Des de l'inici de la pandèmia, ens hem vist aclaparats per una allau informativa: sobretot durant la primera onada, els mitjans van informar de manera ininterrompuda sobre l'evolució de la covid-19. Els periodistes estaven «coviditzats», com tota la població, i feien jornades maratonianes que ens tenien a tots enganxats a les notícies, ja fos a través d'internet, la televisió o la premsa. Era gairebé impossible seguir el ritme de les novetats.

A l'angoixa generada per la malaltia en si i la incertesa derivada del desconeixement del virus, s'hi va afegir una segona pandèmia de caos informatiu. El virus va sorgir en un ecosistema d'informació exprés que facilita la difusió de les imprecisions o les mentides més ràpidament que l'evidència científica. Les xarxes socials, els informatius vint-i-quatre hores, les taules d'opinió... tot això debilitava la capacitat de la població de respondre a la nova amenaça. En una situació en què la conducta de les persones és important per al control de la infecció, la desinformació feia empitjorar la pandèmia.

Els mitjans necessitaven omplir moltes hores, i en ocasions no van tenir la capacitat de filtrar les opinions de molts dels opinadors a qui consultaven. Penso que en poques ocasions l'oferiment d'informació objectiva i no esbiaixada ha estat tan important.

Jo vaig voler contribuir a posar ordre en el caos informatiu. Vaig fer tuits i vaig concedir entrevistes per sentit de la responsabilitat professional, i crec que vaig donar bona informació. No soc expert en totes les matèries relacionades amb la covid-19, però si més no podia destriar les investigacions i les declaracions defectuoses o poc acurades. Enmig de l'allau informativa, intentava escoltar i llegir les anàlisis de molts experts en diferents disciplines: matemàtics, físics, immunòlegs, microbiòlegs, salubristes, etcètera, per entendre molt bé la història i explicar-la al ciutadà a través dels mitjans o de les xarxes socials. He volgut explicar conceptes d'epidemiologia i cobrir el diluvi de noves investigacions que s'estaven publicant. El més important era saber identificar la informació poc curosa, un parany en què alguns periodistes han caigut.

Els investigadors de tot el món treballaven amb rapidesa i van assolir grans avenços. Però, amb l'acceleració, la publicació de la nova informació també va ser accidentada. Habitualment, el procés d'edició i publicació d'articles científics pot trigar un any o més fins que s'han fet totes les verificacions i correccions. No podíem esperar tant. I va aparèixer la nova tendència de publicar la informació sobre ciència a través de notes de premsa, de Twitter o de plataformes *online* prepublicació (bioRxiv i medRxiv). El preu que pagàvem per la immediatesa, però, és que a vegades es difonia informació errònia. De fet, fins i tot les revistes científiques consagrades han caigut en el parany de la pressa, i algunes de gran reputació han hagut de retractar articles que s'ha demostrat que s'havien elaborat a partir de dades falsejades.

A Catalunya i a Espanya, en la meva opinió, els polítics van estar prou encertats en la seva estratègia comunicativa. Aquí no vam patir les declaracions esperpèntiques de mandataris com Donald Trump als Estats Units, que confonien i dividien la població. Malgrat que puc no haver estat d'acord amb la seva gestió, penso que tant el doctor Fernando Simón com els portaveus del govern català, incloent-hi la consellera Vergés, han donat la cara en centenars de rodes de premsa i s'han esforçat per comunicar les idees i les novetats de la pandèmia de forma clara. Una altra cosa és si les decisions que prenien eren confuses i ens feien avançar a batzegades amb canvis constants de criteris.

L'exposició mediàtica i les xarxes socials

Mesures dures que s'haurien d'aplicar, sacrificis que s'haurien de fer, coses que s'estan fent malament, demanar responsabilitats, fer preguntes incòmodes... No és agradable sortir a la tele a dir coses que la gent no vol sentir. El programa de sàtira social *Polònia* de TV3 va crear un personatge d'Oriol Mitjà tan exagerat en les seves recomanacions que demanava «evitar aglomeracions a les portes de les escoles llançant els infants del cotxe en marxa (per aturar la covid-19)». M'agrada molt el *Polònia* i trobo el seu humor terapèutic i relaxant.

He viscut l'exposició als mitjans com un mal necessari. M'ha resultat, i em segueix resultant, més aviat incòmode. Però accepto una part de contradicció personal, que crec que és humana, entre la satisfacció que genera el fet de ser escoltat, d'exercir un cert lideratge, de tenir una quota d'opinió, i la incomoditat de sentir-se totalment exposat. En algun moment em van acusar de mostrar un cert plaer en les meves aparicions en públic, i em van dir que fins i tot havia deixat entrar les càmeres a casa meva. Bé, el que puc dir és que quan hagi passat la covid-19 crec que no trobaré a faltar les càmeres.

Admeto que ha estat esgotador haver d'atendre cada setmana desenes de mitjans de comunicació, tele, ràdio i premsa. Aquesta tasca m'ha ocupat moltes hores de feina i de son. Jo soc una persona molt metòdica, i mai no m'agrada opinar de temes que no m'he estudiat. Em preparava les entrevistes amb tot detall per poder aportar la informació acurada i de forma clara per a l'oient o l'espectador. D'altra banda, més enllà de la divulgació i la reivindicació, també necessitàvem els mitjans com a aliats per recaptar fons per a la recerca o per explicar les novetats dels nostres projectes.

Més enllà d'alguna mala experiència, el noranta per cent dels periodistes que m'han entrevistat en mitjans escrits o audiovisuals m'han donat un tracte exquisit, respectuós i objectiu. Em refereixo a periodistes de primer nivell i també a periodistes menys coneguts que fan la feina entre bastidors. He parlat a totes les cadenes, en tots els horaris i formats, perquè òbviament cada programa arriba a una audiència diferent i calia informar a tothom. Aprecio l'oportunitat d'haver conegut líders de la informació dels magazins d'actualitat catalans i espanyols. En posaré alguns exemples, com Cris Puig al *FAQS*, Ricard Ustrell al *Planta baixa*, Antonio Ferreras d'*Al rojo vivo* o Ana Rosa Quintana, però també molts d'altres que no esmento per no avorrir el lector. Independentment de la idea que el lector pugui tenir de cadascun d'ells en el seu imaginari, jo he tingut la impressió que tots són treballadors incansables que s'han forjat la seva carrera a base de posar-se dia rere dia davant de les càmeres i els micròfons.

Un tema diferent són les xarxes socials, que també em permeten arribar a un públic molt gran i diferent del dels mitjans clàssics. Però com que no em mossego la llengua em va sortir una gran quantitat de detractors i partidaris. Les xarxes socials són un mitjà esplèndid per a la difusió d'idees i informació. Però també ho són per al descrèdit, practicat sovint per persones que s'emparen en l'anonimat. Malgrat tot, creia que havia de córrer aquest risc, així que en general he acceptat l'exposició i les seves conseqüències. Afortunadament, l'exposició mediàtica m'ha comportat moltíssims més missatges d'ànim que crítiques.

La transparència informativa: sobre el fons i la forma

Defenso la transparència informativa al nostre país. Penso que cal donar la informació i les eines a la ciutadania perquè sigui sobirana en les seves decisions. Aquesta és l'única manera de promoure que augmenti la participació del ciutadà i l'individu en la presa de decisions per impulsar canvis que siguin beneficiosos per al grup.

La meva posició agafa una rellevància especial perquè he estat en contacte amb dirigents polítics i he participat en algunes reunions importants sobre la crisi de la covid-19. Crec que és bo informar sobre com o per què s'han pres les decisions, que és adient analitzar com s'ha fet la gestió de la pandèmia i també expressar si penso que hi ha hagut encerts, errades, desídia o males intencions. Evidentment, les meves valoracions s'han d'interpretar com a opinions argumentades. I encara que m'esforço per ser acurat i objectiu, accepto la possibilitat que em pugui equivocar o que no sempre aconsegueixi ser imparcial.

Moltes vegades he pensat com podria haver fet arribar les meves anàlisis i els consells als polítics d'una manera més efectiva. Potser ho hauria d'haver fet de forma més subtil, de forma privada? Potser l'encertava en el fons però l'errava en la manera d'expressar-me, molt clara i directa? Això és el que em deien el Bonaventura i també la gent de casa, que són persones molt prudents.

També m'han repetit moltes vegades que no personalitzés les crítiques en persones amb nom i cognoms, perquè «generen malestar i creen un soroll de fons que treu pes als teus arguments», i m'han dit que seria més adient criticar una institució o una acció que una persona. Si bé potser tenen raó, una de les coses que he observat és que en política a vegades té un paper més important la persona que el partit o la institució.

És molt interessant reflexionar sobre la distinció entre fons i forma de les meves aportacions a les xarxes socials i als mitjans en general. En literatura es diu que «l'estil és l'home mateix», en paraules de Buffon, i a mi la manera d'expressar-me és el que em singularitza. Definitivament, la meva vocació és científica, i no política, i pot ser que, si més no a Catalunya, els canals i la forma més efectiva de comunicar-se, argumentar i discutir amb la classe política (i amb un sector de la classe mèdica) estiguin allunyats dels meus preferits.

Balanç d'una pandèmia

Per primera vegada en dècades, la salut de l'espècie humana s'ha vist greument amenaçada de manera simultània a tot el planeta. També per primera vegada en dècades, al nostre país una malaltia infecciosa ha estat la primera causa de mort. És el moment de mirar enrere i reflexionar sobre què hem fet malament i com afrontarem noves pandèmies. Assegurar la vida i la salut de les persones és l'objectiu més noble que podem aconseguir col·lectivament. Per primera vegada un problema de salut ha passat per davant dels problemes polítics, econòmics o de seguretat amb què solien obrir els telenotícies.

Fa poc vaig tenir ocasió de participar en una trobada de guardonats amb el Nobel, persones lúcides i clarividents, com no podia ser d'una altra manera. El premi de Medicina i Fisiologia 2020, Harvey Alter, ens va recordar que el que més temien els científics temps enrere era que pogués emergir una infecció respiratòria (transmesa per l'aire), que fos altament contagiosa i que no tingués cap tractament conegut. Ha passat. Haurem de construir un món que sigui més resilient a futures pandèmies.

D'aquella reunió amb els Nobel em vaig quedar amb tres idees:

Primera, que hem de seguir fent recerca sobre noves medicines o mètodes per combatre aquest virus. Les descobertes que hem fet sobre el coronavirus també ens poden servir per combatre altres patògens en el futur.

Segona, que la vigilància dels virus a la natura és crítica per entendre en quins animals salvatges hi ha les amenaces i minimitzar les oportunitats del salt entre espècies. Per exemple, un ratpenat pot portar més de cent coronavirus diferents. Cal respectar els seus hàbitats i evitar el contacte amb aquests animals. Els Nobel van proposar la creació de sistemes de vigilància globals per analitzar la fauna salvatge i també per entendre els mecanismes de resistència i de tolerància dels animals. És a dir, per què els ratpenats no emmalalteixen i moren pel SARS-CoV-2? Hi ha alguna cosa que puguem aprendre per desenvolupar medicines per als humans?

Tercera, que la política ha estat crítica en la gestió de la pandèmia a tot el món, i que les diferències de mortalitat a cada país es podien explicar majoritàriament per les decisions que havien pres els seus líders. Solucions simples haurien reduït la mortalitat a molts països. Per això tots els científics hauríem d'intentar participar en els discursos públics, encara que alguns polítics no ho vulguin.

En l'imaginari col·lectiu ha arrelat la idea que el marge de gestió política no era tan gran i que la pandèmia era tan complicada de gestionar que tots els governs han fet una mica el que han pogut. Aquesta idea ha estat alimentada per la visió eurocentrista que la gent té del món; el fet que països forts de la Unió Europea hagin patit sacsejades importants ha contribuït a la falsa idea que qui més qui menys tots els països ho han passat malament, independentment de les decisions. De fet, a mi se m'ha criticat que fos massa dur amb els governs, que, pobrets, tampoc tenien tant de marge. Però, alerta, perquè hi ha hagut molts països dins i fora d'Europa que han aconseguit resultats molt bons i han superat la crisi amb taxes de mortalitat baixíssimes.

Aquesta darrera idea va alimentar una de les meves conviccions (i un dels meus titulars), que va ser criticada i fins i tot titllada de demagoga, quan vaig afirmar que els governs de Madrid i Catalunya eren responsables d'una part de les morts que s'havien registrat. Segurament, les xifres dels països veïns de la Unió Europea han convidat part de l'opinió pública a mostrar una certa condescendència amb els governants, però penso que la corresponsabilitat dels polítics no s'ha de perdre de vista, i que el que dic queda palès quan ampliem les mires i veiem els resultats de les estratègies de països més enllà dels que ens envolten.

Les estratègies d'altres països

No hi ha dubte que uns països han tingut més èxit que d'altres en aquesta lluita. Les raons són diverses, però en general el virus s'ha pogut frenar allà on les autoritats han reaccionat més ràpid, amb un desplegament massiu de mitjans sanitaris i una excel·lent campanya de comunicació. Han tingut millors resultats els països que han tingut un ampli consens polític, i també la confiança d'una població molt responsable, que ha acceptat mesures dures. Allà on el capital social, és a dir, el teixit que manté unida una societat, és molt elevat, la covid-19 no s'ha expandit tant com ho ha fet allà on prevalen l'individualisme i la desigualtat. La mortalitat ha estat inferior als països on des del primer minut van posar la salut pública per davant de l'economia, i on els últims anys han potenciat la sanitat en contrast amb els països neoliberals, on s'ha aprimat.

El plantejament encertat és el de contenció i supressió: «Ataco el virus, l'elimino i deixo que després l'economia es recuperi». Si tens una visió a curt termini i apliques mesures més suaus, com s'ha fet a Espanya, assumeixes que tindràs una alta mortalitat durant mesos (fins que arribi la vacuna), i a més, a llarg termini, el cost econòmic haurà estat superior. La llista de països de fora d'Europa que han tingut molt bons resultats és llarga i abasta diferents realitats socials, polítiques i econòmiques. Hi ha els països plenament democràtics i molt poblats, com el Japó, Taiwan i Corea del Sud, o menys poblats, com Mongòlia, Austràlia i Nova Zelanda. O règims híbrids semiautoritaris com la Xina, el Vietnam, Tailàndia, el Pakistan i els Emirats Àrabs. Tots han aconseguit superar la crisi amb bona nota.

L'objectiu de l'eliminació del virus i la reducció de la mortalitat s'aconsegueix amb un gran desplegament de mesures en quatre àmbits: el control estricte de fronteres, la capacitat de control de la infecció, la capacitat adequada del sistema de salut i un altíssim compromís de la comunitat en el compliment de les normes.

Control fronterer

Els països de la zona Àsia-Pacífic en general han implementat mesures estrictes de control fronterer. Totes les persones que arribin a aquests països estan subjectes a proves obligatòries de covid-19 i quarantenes. Mentrestant, els països europeus han trigat a demanar proves als viatgers. Nova Zelanda va fer un control de fronteres que, gràcies als seus avantatges geogràfics, va donar com a resultat l'eliminació de la malaltia, cosa que ha permès a aquest país limitar el temps de tancament i reobrir en gran manera la societat com en l'època prepandèmica. Un altre exemple semblant és Mongòlia, on no s'ha registrat cap mort per la covid-19. Sens dubte ha tingut l'avantatge de ser un país remot i amb baixa densitat de població, però no es pot obviar que també va reaccionar ràpid i, gràcies a un sistema centralitzat de salut, va poder-se adaptar bé per combatre el virus.

Control de la infecció

El control precoç de la transmissió als països amb èxit es va deure principalment als intensos esforços de detecció massiva de casos, amb un desplegament massiu de rastrejadors que alguns han complementat amb mètodes digitals, i confinaments durs, curts i localitzats geogràficament davant del més petit brot.

La Xina, davant del primer brot, va escollir fer un confinament extremament sever però efectiu, que va eliminar essencialment la transmissió i va reduir moltíssim la taxa de mortalitat.

La realització de tests massius va donar molt bons resultats a països com Corea del Sud i Taiwan. Aquests països fan proves massives de persones que han visitat llocs o esdeveniments públics on hi havia persones amb covid-19. Mentrestant, al començament de la pandèmia, Espanya reservava les proves només per a persones simptomàtiques greus. A més d'impedir el control de la infecció, la magnitud del subregistre entre els mesos de febrer i maig probablement va ser molt alta.

El desplegament d'una quantitat ingent de rastrejadors covid va ser clau en alguns països. A Tailàndia es va decretar l'estat d'alarma amb només vuit-cents casos i es van desplegar un milió de voluntaris per tot el país per rastrejar els contactes. El Vietnam va actuar amb tanta rapidesa com Tailàndia: van establir controls sanitaris als aeroports i l'estratègia de rastreig de contactes va ser tan gran que tothom els va dir que havien sobrereaccionat. El Pakistan també va mantenir el virus a ratlla gràcies al fet que durant més d'una dècada han estat entrenant personal per a campanyes de vacunació massiva contra la poliomielitis. Coneixen bé les comunitats, i l'estat va ser hàbil mobilitzant-les ràpidament per combatre la covid-19.

La tecnologia de rastreig, finalment, ha estat un gran aliat per trencar les cadenes d'infecció. En alguns països com la Xina o Singapur ha estat obligatori disposar al mòbil d'aplicacions que permeten a les autoritats saber la situació de salut dels ciutadans en tot moment. Alemanya, Nova Zelanda i Noruega també han llançat aplicacions per a smartphones que utilitzen senyals bluetooth.

En què es diferencia la lluita actual contra la covid-19 de la lluita contra la pesta negra a l'edat mitjana? La clau hauria de ser en les noves tecnologies diagnòstiques, de seguiment de contactes, i també de tractaments i de vacunació. Però a Occident, en general, ha persistit el rebuig davant de l'ús de noves tecnologies de testeig i rastreig, mentre que Àsia entén que és una factura acceptable per evitar mesures més lesives contra la llibertat i l'economia. Protegir les llibertats individuals i la privacitat de les dades és magnífic, però en condicions normals, no pas quan hi ha una pandèmia. Els europeus pensem que conservem més llibertats, però durant els confinaments, en els pics de la pandèmia, els asiàtics ens miren amb estupefacció i es pregunten si veritablement tenim més llibertat, si no podem moure'ns de casa o anar al restaurant o al gimnàs. Hem volgut conservar tantes llibertats que al final n'acabem perdent una de fonamental: la llibertat de moviment.

Capacitat del sistema sanitari

Una capacitat adequada del sistema sanitari és crucial per fer front a possibles emergències. L'experiència d'Alemanya mostra els avantatges d'invertir en el sistema sanitari per al futur. Abans de la pandèmia de la covid-19, el país ja tenia una taxa de 34 llits d'UCI per cada 100.000 habitants, en comparació amb els 9,7 a Espanya. Nosaltres vam haver d'adaptar sales i espais improvisats dins dels hospitals i en algunes ocasions no hi va cabre tothom.

Compromís de la població

Les comunitats plenament compromeses i dotades de mesures per poder protegir-se del virus i de l'efecte de la crisi han tingut millors resultats. Enviar missatges sobre l'ús de mascaretes i la distància física segura: això crec que s'ha fet bé al nostre país, malgrat que els asiàtics ens portaven molt d'avantatge en l'hàbit de portar mascareta, que ja era una pràctica generalitzada abans de la pandèmia.

Les diferències dins d'Europa

Segurament en els propers anys els sociòlegs i els politòlegs faran anàlisis molt acurades de com han influït les característiques socials i polítiques de cada país en el resultat de la pandèmia, però sense ser expert en la matèria m'atreveixo a destacar algunes dades i tendències prou evidents sobre aquest binomi.

A Europa hi ha hagut grans diferències entre països. Hi ha exemples d'èxit com Finlàndia, Noruega, Islàndia, Xipre, Bielorússia i Estònia; també el Canadà, a l'altra banda de l'Atlàntic. En aquests països la taxa de defuncions entre la primera i la segona onada es troba per sota de 50 morts per milió d'habitants.

Per altra banda, hi ha països que van superar la

primera onada amb bons resultats, amb menys de 50 morts per milió d'habitants, però que han resultat greument afectats en la segona onada, amb taxes superiors als 500 morts per milió. Aquest seria el cas de tots els països d'Europa de l'Est, d'Alemanya, Suïssa, Àustria, Portugal, Grècia i Malta.

Finalment, hi ha països que van ser colpejats amb duresa en la primera onada i de nou ho han estat en la segona onada, com Suècia, Bèlgica, França, Itàlia, el Regne Unit, Espanya o Andorra. Aquests països superen les 1.000 morts per milió entre les dues onades.

A Europa, els països amb un fort compromís social han obtingut millors resultats que els més inclinats a desconfiar de les autoritats. Allà on els governants han estat més empàtics i transparents a l'hora d'explicar l'avenç de la malaltia i les mesures que es prenien, les coses han anat millor. L'exemple més clar és el de la cancellera Merkel, que té una formació científica i va saber explicar molt bé la situació a cada moment, i que en general ha mantingut uns nivells més alts de confiança entre la ciutadania.

Una mirada al futur

Com hem d'estar preparats per fer front a noves epidèmies i pandèmies de malalties infeccioses?, em demanen sovint.

Primer, en el futur haurem de donar importància a la preparació en emergències epidèmiques infeccioses. Al nostre país tenim una greu manca de preparació en aquest àmbit: no tenim prou experts, ni estructures bàsiques per al control de les infeccions. Els nostres dirigents polítics no estaven preparats perquè no els acompanyava un grup d'experts robust al costat. Tenien bones intencions, però no en sabien, i tenien por. Han comès errors greus. Han començat tard i no s'han nodrit de l'experiència de la Xina, Corea, Taiwan i altres països que van patir la primera onada abans que nosaltres. A Madrid passa com aquí: no hi ha cultura de salut pública en matèria de malalties infeccioses. El focus de la salut pública ha estat en malalties relacionades amb l'envelliment o malalties no transmissibles, com la prevenció del càncer, malalties cardiovasculars i d'altres. Sens dubte, tot això ha estat molt beneficiós, però també caldria parar esment a les malalties infeccioses, ara que no podem negar que són una amenaça real. Caldria crear una Escola de Control d'Infeccions per preparar-nos per a futures epidèmies i pandèmies. Això vol dir crear institucions amb experts en emergències epidemiològiques, amb uns objectius i unes estratègies innovadors, ambiciosos i significativament diferents dels de l'Agència de Salut Pública de Catalunya. També necessitem l'Institut d'Intel·ligència Epidemiològica que reclamàvem al document «Reactivar CAT». Perquè hi haurà noves pandèmies. I hem d'estar preparats per al futur.

La segona lliçó de la pandèmia és la necessitat de crear comitès científics multidisciplinaris amb experts en ciències naturals i socials. Per una banda, hi ha molts aspectes de les ciències naturals que cal avaluar. Us en posaré alguns exemples: els físics i els matemàtics prediuen escenaris probables, el microbiòleg analitza patògens i desenvolupa eines diagnòstiques, l'especialista en salut pública estudia la progressió de l'epidèmia, l'immunòleg desenvolupa vacunes, l'infectòleg hospitalari té cura del pacient hospitalitzat, i l'infectòleg expert en salut global controla epidèmies. També caldria disposar d'un segon comitè d'experts en ciències psicosocials i econòmiques perquè moltes de les mesures necessàries per controlar la infecció són accions polítiques que tenen un impacte en la societat i que s'han de poder quantificar. Finalment, dels enfrontaments o de l'oposició d'aquesta dialèctica entre les ciències naturals i socials, el polític en pot treure una proposició argumentada: si segueixo aquesta mesura tinc aquest impacte beneficiós i aquestes conseqüències, i les puc mitigar amb aquestes mesures compensatòries socials.

Tercer, caldrà intensificar la recerca davant dels agents infecciosos en preparació de noves pandèmies, que podrien ser per microorganismes més difícils de combatre que el coronavirus. En el cas del SARS-CoV-2, ha estat relativament fàcil fer una vacuna perquè el virus està compost de només quatre proteïnes estructurals i des del principi se sabia que calia treballar amb la proteïna de l'espiga per induir la resposta immunitària protectora. En altres microorganismes no sabem quines serien les proteïnes òptimes per desenvolupar vacunes. El segle XXI serà més propici a les pandèmies per l'increment de la mobilitat. Ara hi ha més possibilitats que una epidèmia esdevingui pandèmia. Ens trobem en una situació de tanta vulnerabilitat com a l'edat mitjana, quan es va passar d'un medi rural a les grans ciutats i aquestes van afavorir l'arribada de les plagues.

Quart, hem après sobre la importància de tenir consciència social, és a dir, que com a persones som integrants d'una comunitat i que el que hi passi pot afavorir-nos o perjudicar-nos a tots. En situacions de cataclismes que afecten la comunitat, cal donar una resposta col·lectiva. Això ho tenen molt clar en països on fa anys que combaten les malalties infeccioses de transmissió comunitària: l'individu contribueix a combatre la transmissió i actua per protegir l'altre més que per protegir-se a un mateix. Crec que la nostra és una societat madura i n'ha après més i millor que la classe política: quan jo em poso la mascareta, quan em faig una prova de laboratori o quan compleixo un aïllament no és per protegir-me a mi, sinó per protegir els altres i no infectar-los.

Al nostre país, els dirigents han volgut preservar l'economia fins molt tard dins l'evolució de la pandèmia, i haurien hagut de fer alguna cosa abans per trobar una sortida, en lloc de deixar que l'epidèmia creixés tant. El problema va molt més enllà del que pensem, perquè toca aspectes culturals, socials i econòmics estructurals: s'ha vist que el capitalisme no pot donar solucions a les epidèmies, perquè només busca el benefici de l'individu a curt termini. Les mesures neoliberals europees o americanes d'endarrerir els confinaments o d'evitar grans despeses per fer un desplegament massiu de recursos no han funcionat gens.

Cinquè i últim, caldrà obrir el debat sobre l'equilibri llibertat-seguretat col·lectiva en l'àmbit de la salut: la seguretat col·lectiva és evitar el contagi de l'altre. La ciutadania haurà de decidir com vol viure. Al llarg de les darreres dècades (i segurament del darrer segle), hem construït unes democràcies que preservaven una sèrie de drets i llibertats individuals (entre ells, la privacitat, la llibertat de moviment, el dret a l'oci, etcètera). Tots aquests drets es van conquerir en un context en què no teníem amenaces naturals. Però aquest esquelet s'ha revelat perillosament ineficaç quan es tracta de fer front a una emergència col·lectiva. El canvi climàtic n'és un molt bon exemple. No puc conduir amb un motor del segle passat perquè contamina molt i fa mal als meus conciutadans, encara que m'agradi molt aquest cotxe.

No ens agrada el comunisme estalinista o el xinès, en què l'Estat té un control absolut de la població, però som incapaços de reaccionar a una pandèmia perquè la gent ha votat un parlament i s'han de respectar les quotes de poder de cada partit de govern. Soc un ferm defensor de conservar tots els drets i les llibertats, però tenim un debat pendent sobre com fer front a emergències naturals de manera coordinada sense que ens arrosseguin a tots plegats al desastre.

La societat davant del mirall

En l'àmbit social ha estat un dels anys més difícils de la nostra història recent. Estem travessant mesos d'angoixa i incertesa. Penso que la crisi generada per la covid-19 ens està posant davant del mirall com a societat. La majoria de les persones que llegiran aquest llibre han nascut o viuen, com jo, en un país de renda alta. Gaudim d'un nivell de benestar que, tot i presentar fortes desigualtats, ens arriba a tots: en major o menor mesura, tots consumim molt més del que necessitem. I hem assolit un nivell de progrés increïble: com a metge, m'agrada testimoniar que avui podem operar malalties en fetus que naixeran sent persones sanes, o tallar càncers que fa poc no sabíem com tractar. Podem arribar a la

Lluna... i, tot i això, els darrers mesos hem vist, amb dolor, com tantes persones grans morien en soledat, que en molts casos és, de fet, com vivien abans de l'esclat de la crisi. O com tantes persones s'han vist confinades en situació d'amuntegament o en espais insalubres, que també és on vivien abans de la pandèmia. Hem après que al nostre país encara hi ha moltes criatures que no poden aspirar a educar-se a distància, perquè no tenen eines per fer-ho: ni ordinadors, ni connexió a internet. Hem hagut de replantejar la nostra forma de vida posant en pausa moltes qüestions de tipus econòmic i professional, però també social i personal. Hem hagut de limitar les mostres d'afecte i replantejar les nostres relacions, que per a moltes persones s'han vist restringides a la comunicació *online*, sense possibilitat de contacte. I protegir amb distàncies les persones de risc que estimem, la nostra gent gran.

La covid-19 ha posat de manifest que el progrés de què tant ens preuàvem no ha arribat, ni de bon tros, a tothom. Em penso que ha arribat el moment de fer-nos les preguntes adequades: en quina societat volem viure? Quin és el preu que, com a col·lectiu, estem disposats a pagar per mantenir funcionant un sistema que ens convida a acumular benestar a costa d'altres persones? Deixeu-me que us plantegi encara una pregunta més: us heu adonat que, si consumim només allò que és estrictament necessari (com hem fet durant el confinament), el nostre sistema econòmic s'enfonsa? A Papua Nova Guinea ja he experimentat que amb no res la gent aconsegueix tenir nivells de satisfacció superiors als que tenim molts de nosaltres.

Penso que aquestes preguntes contenen molts elements per formular solucions que passen, necessàriament, pel nostre posicionament professional i personal davant tot allò que fins fa poc podíem ignorar, però que ara no podem deixar de mirar, i que hem d'abordar.

Iniciatives plenes de llum

La pesta explica la història de la ciutat d'Orà, a Algèria, quan durant la dècada de 1940 hi apareix una estranya plaga de rates que porten la pesta negra. El comerç decau i els habitants estan inactius i atemorits. L'administració instaura el toc de queda. En una ciutat envaïda per la malaltia, la mort i la por, de sobte resplendeixen la solidaritat humana i el suport mutu. La ciutadania s'organitza per dirigir brigades sanitàries per combatre la pandèmia posant en risc la seva vida. Ser solidari no és una tasca tan simple com sembla, ja que és un compromís incondicional amb un mateix i amb els altres, on es dona tot i no s'espera rebre res a canvi.

Per a mi, un dels missatges més importants que

ens dona Camus a *La pesta* és que «hi ha una cosa que s'aprèn enmig de les plagues: que hi ha en l'home més coses dignes d'admiració que no de menyspreu».

Efectivament, si hi ha alguna cosa positiva que m'ha impactat i meravellat, a parts iguals, d'aquesta crisi, ha estat la implicació desinteressada de tanta gent brillant, el gran nombre de persones que han contactat amb mi i m'han enriquit tant des del punt de vista científic com personal. Després dels molts despropòsits viscuts, dels informes desestimats, de la manca de voluntat d'escoltar d'algunes institucions, de les acusacions partidistes, etcètera, diria que algunes d'aquestes persones (anònimes, fins i tot) m'han ajudat a recobrar la confiança en l'ésser humà.

En relatar la mala pràctica d'una part de la classe política em sembla just i necessari afirmar, també, que enmig d'una situació tan difícil, han sorgit iniciatives plenes de llum que ens donen esperança i ens mostren el camí. Parlo dels sanitaris que s'han deixat la pell lluitant en el que només podem qualificar de guerra contra la malaltia, i parlo dels mestres i professors que han desplegat tota la inventiva del món per acompanyar infants i pares en la distància, evitant que els més vulnerables caiguessin per les esquerdes del sistema. Parlo de totes les iniciatives desinteressades de la societat civil (de l'acadèmia i del teixit civil i empresarial) que ja he esmentat adreçades a resoldre diferents aspectes d'aquest problema tan complex en què encara ens trobem. Parlo, també, de tots els que han cuidat els seus veïns grans o vulnerables, anant-los a comprar o cuidant-los d'altres maneres, com ara treure'ls a passejar els animals de companyia. Penso que aquestes persones, només estant presents (tot i la distància), ja han fet un gran bé.

Una de les iniciatives més solidàries i clau per a la recerca sobre la covid-19 va ser la campanya de *crowdfunding* JoEmCorono: d'un dia per l'altre la ciutadania va entendre que calia unir esforços, i en menys de vint-i-quatre hores van fer més de setanta dues mil donacions. També els artistes del nostre país ens van donar una lliçó als científics sobre el significat del treball en equip quan Miki Núñez va reunir una colla de vint-i-dos artistes famosos per versionar la seva cançó «Escriurem» amb la idea de recollir fons per a la recerca.

Viure la ciència en directe

El coronavirus ha donat a la ciutadania una oportunitat sense precedents de viure la ciència en directe: escoltar experts que expliquen virus i vacunes, veure'ls criticar els articles de cadascun a Twitter i comprendre com en ciència la incertesa i l'autocorrecció són punts forts més que defectes. El procés de la ciència poques vegades ha estat tan visible com aquest any. Era com veure una cirurgia a cor obert en directe: desordenat, però vital, urgent, fascinant.

Durant les primeres onades de la pandèmia, les dades anaven arribant al ritme que es generaven, i moltes vegades s'havien de prendre decisions sense tenir tota la informació. En aquests casos, els científics feien interpretacions de les dades i les argumentacions que a vegades eren molt diferents. Com ja he dit abans, els científics estem acostumats a no estar d'acord i també a canviar d'opinió quan cal, i més encara a trobar un punt mitjà de consens. El debat científic és necessari i és la manera com avança el coneixement.

Espero que la humanitat sortirà més sàvia després de veure l'abisme. Crec que després de l'horror mirarem enrere i direm que la humanitat és increïblement vulnerable. Això inspirarà tota una generació a entrar en ciència. Ja es comença a veure que, en la mesura que els mitjans han parlat més que mai de ciència i de medicina, la situació de pandèmia sembla haver despertat un munt de vocacions entre els joves. La ciència és la base de la nostra evolució com a societat, i té un paper innegable en el bé comú. Hem vist que la manca de coneixement científic pot tenir efectes devastadors, i és lògic que els joves vulguin contribuir a fer un món millor a través de la ciència. Com a científic i com a ciutadà, em sento orgullós d'aquest ressorgiment.

La curiositat i la imaginació són els motors de la ciència, juntament amb l'atzar i la perseverança. La ciència té el potencial de generar un canvi al món i de salvar o millorar la vida de moltes persones. Treballem per la supervivència de la humanitat, i en el dia a dia, per éssers humans que, com nosaltres, són noms i cognoms. La ciència ens ha tret de la caverna i ens fa evolucionar.

De resultes de la covid-19 no només s'ha d'incrementar enormement la recerca sobre patògens desconeguts que s'amaguen a la natura, sinó que també ha de servir per reviure i enfortir els vincles entre la comunitat científica i la resta de la societat. El SARS-CoV-2 no només ha alterat el món: ha destrossat la noció d'invulnerabilitat que pensàvem que sustentava l'ésser humà. Si no recordem la nostra fragilitat, estarem indefensos en la propera crisi.

Passat i futur de la ciència

Fa no gaire vam viure una revolució científica. Fins als anys seixanta del segle passat, la recerca en medicina o biomedicina al nostre país era molt escassa. Prevalia la idea que era més important l'experiència adquirida de cada metge a base de veure molts malalts, és a dir, l'ull clínic. A les dècades dels vuitanta i noranta es va introduir en la pràctica mèdica el concepte de medicina basada en l'evidència, que es fonamenta en estudis científics que fan un seguiment d'un nombre molt elevat de malalts i que estan dissenyats per evitar biaixos d'observació. Per tant, ja no es tracta d'una experiència personal d'un o dos metges que opinen sobre deu o vint casos, com succeïa abans, sinó que utilitzem l'experiència observada de forma metòdica en milers de malalts. La medicina basada en l'evidència consisteix, precisament, a defugir els casos anecdòtics i fer ús d'eines estadístiques en milers d'observacions per prendre la millor decisió possible.

Crec que aquest any també hem presenciat una revolució en el sistema de generar ciència, i que l'experiència de la covid-19 és un exemple de com es poden aconseguir grans objectius en poc temps amb bona coordinació. S'acosten noves crisis de les quals els científics han advertit durant anys. Una que és més lenta, però encara més amenaçadora i molt més fàcil d'ignorar o negar, és el canvi climàtic. No hi haurà cap solució miraculosa per a l'escalfament global. I si aquesta pandèmia ha demostrat alguna cosa, és que el coneixement generat per la recerca sense acció política és tan inútil com tenir un cotxe aparcat que no condueixes mai. Els científics advertien que les morts seguirien els casos de covid-19, com els trons venen després dels llamps. I, tanmateix, als polítics i a molts ciutadans els va costar actuar fins que les funeràries no es van veure desbordades.

Els joves amb vocació científica han de saber, però, que en certa manera als científics se'ns pren més seriosament quan hi ha una catàstrofe. Ho hem pogut comprovar ara de primera mà. La inversió que es fa en ciència és petita, en comparació al rèdit que se'n treu. Les retallades en salut i ciència, que al nostre país han estat grans, han estat decisions polítiques, però nosaltres com a ciutadans tenim la responsabilitat d'exigir i reclamar que això es reverteixi.

Ser científic en aquest país implica resignar-se a tenir una vida (personal i professional) inestable, lligada a la concessió i el manteniment de beques i ajudes. Tant a Catalunya com a Espanya hi ha científics excepcionals que estan fent una tasca formidable en unes condicions molt i molt difícils.

En aquest país, fer ciència és un acte d'heroïcitat, i ja és hora que revisem la importància que li atorguem, i el mal tracte que permetem que se li doni. Naturalment que hi ha fuga de cervells: estem «regalant» professionals excepcionalment ben formats a les nostres universitats públiques, que es veuen abocats a marxar a països on se'ls reconeix el seu talent i se'ls respecta molt més que aquí. Insisteixo en la perversió d'això: invertim a formar professionals d'alt nivell i, com que no dignifiquem la seva feina, deixem que altres països recullin els fruits d'aquesta inversió. Definitivament, no estem en disposició d'afirmar que juguem a la lliga dels grans estats.

De les malalties «on acaben els camins» a una epidèmia al món occidental

Hi ha milions de persones en països pobres que viuen tota la seva existència (repeteixo, tots els dies de la seva existència) amb la incertesa, la por i la tristesa que hem sentit nosaltres durant l'any 2020 amb la covid-19. La manca de coneixement científic les aboca a una vida de malaltia i a un risc de mort constant. Imagineu-vos que aquesta angoixa, la de no saber quan podrem accedir a una vacuna per a la covid-19, o si els nostres avis sobreviuran a l'impacte de la malaltia, fos el nostre dia a dia. I que ho fos, a més, per desinterès dels estats per finançar la recerca que ens pot treure del pou.

Com a metge dedicat a les malalties tropicals relacionades amb la pobresa, en massa ocasions he vist persones exposades a un patiment terrible perquè no es poden pagar els pocs diners que costa un tractament, o perquè no hi ha vacunes ni tractaments per fer front a les malalties que els afligeixen. Papua Nova Guinea, on visc gran part de l'any, es troba molt a prop d'Austràlia, però l'esperança de vida és, de mitjana, vint anys inferior. Això no és degut a causes naturals; el factor més determinant en la diferència d'esperança de vida són les enormes desigualtats econòmiques. Per exemple, si comparem la despesa dels governs en salut i medicaments per regions, veurem que a Noruega hi dediquen 8.400 dòlars per persona i any, mentre que a Moçambic la inversió és de tan sols 1 dòlar. I recordeu que néixer en un país ric o en un de pobre és qüestió de sort. No som més forts, ni tenim més talent, ni més ganes de viure que un habitant de Malawi. Senzillament, hem tingut moltíssimes més oportunitats.

També en el vessant global, el nostre sistema econòmic permet la concentració de recursos en mans de poques persones i genera unes desigualtats esfereïdores. Davant de situacions com les que us he intentat descriure, no s'hi valen la resignació ni la complaença amb el sistema establert. Tots nosaltres, que en major o menor manera vivim en l'opulència, tenim una responsabilitat davant d'aquestes situacions.

Treballar per als pobres allà «on acaben els camins» és una forma de lluita contra l'*statu quo*, que jo mai he acceptat com a inamovible. Lluito amb les meves eines, que són el coneixement i les ganes d'ajudar a transformar, perquè ho considero una responsabilitat. Crec que tothom té la capacitat de contribuir a revertir la injustícia, i que l'únic que es necessita és la voluntat de fer-ho.

Jo lluito, també, perquè vull viure la meva vida des de la solidaritat i l'empatia, ja que aquesta és l'única forma d'estar viu que conec. Penso que, d'altra manera, jo *hi seria*, però no *seria*, i aquest és un matís que, per a mi, fa tota la diferència. Així que aprofito per convidar tothom que em llegeixi a identificar quin pot ser el seu camp d'acció i que, des d'allà, lluiti. No cal plantejar accions tan radicals com traslladar-se a Papua Nova Guinea; la lluita pel canvi pot ser una acció quotidiana. Per desplegar-la només cal ser conscients que no hi ha problemes que no es puguin resoldre. Està al nostre abast convertir-nos en agents de la solidaritat i, per tant, del canvi. No accepteu la cobdícia, que és la causa de la pobresa al segle XXI, a casa nostra i més enllà. No accepteu les regles d'aquelles persones que us intentaran marcar el camí en una direcció contrària a la que desitgeu... Seguiu el vostre propi camí.

Sigueu generosos, solidaris, empàtics, inconformistes; escolliu el vostre camp d'acció, i lluiteu. Lluiteu, perquè teniu les eines per fer-ho i perquè és just, i responsable. Oferiu sempre la millor versió de vosaltres mateixos.

Agraïments

Part 1: Gràcies a la meva família, tieta àvia, pares, germà i tietes per haver-me ajudat a recordar els anys d'infantesa per escriure aquest text, però sobretot per ensenyar-me valors com el respecte, la responsabilitat i l'honestedat. La meva família és gran i faig extensiu aquest agraïment a tots ells i elles, encara que només he esmentat els noms propis d'uns quants per no afectar la claredat del text.

Gràcies a la meva cosina Clàudia Laporte, filòloga, que m'ha ajudat a corregir el llibre. Gràcies a la meva àvia Julia, ja difunta, que és la persona que més ha marcat la meva vida, i que encara avui m'acompanya, en essència, quan m'enfronto a un desafiament important. Gràcies a la meva parella, el Sergi, que sempre hi és quan caic, em costa aixecar-me o estic a punt de desistir. Ell sempre m'allarga la mà i m'ajuda a alçar-me de nou.

Part 2: Gràcies a Laia Bertran, politòloga, que sap tot el que s'ha de saber sobre la salut global i els aspectes socials que generen desigualtats en salut i que m'ajuda a convèncer els polítics dels beneficis d'aplicar els descobriments científics. Gràcies a la mama Nosi que té cura dels nostres tresors, la Ratolina i el Sikas, mentre el Sergi i jo no podem ser a Papua Nova Guinea.

Part 3: Gràcies al doctor Bonaventura Clotet, cap de servei de l'Hospital Germans Trias, i al doctor Jordi Ara, gerent territorial de l'ICS, que han respectat sempre la meva llibertat d'opinió i d'expressió per difondre els meus arguments científics encara que no reflecteixin necessàriament la seva postura personal o la de la institució que representen.

Part 4: Gràcies al doctor Robert Fabregat, director general del Departament de Salut i president de la Federació Regional de Barcelona d'Esquerra Republicana, per la seva actitud oberta i sincera i per creure en el diàleg com un pont d'entesa per a la presa de decisions en polítiques de salut pública i en recerca. També agraeixo a la consellera Meritxell Budó, al president Quim Torra i al comissionat Pau Villòria la confiança que van dipositar en mi durant la crisi de la covid-19.

Part 5: Gràcies a Gerard Carot, escriptor científic, i a César Cabrera, professor de filosofia, per ajudar-me a reflexionar sobre el futur i la necessitat d'una nova estructura social.

He d'agrair també a Glòria Gasch, la meva editora, que hagi cregut que valia la pena deixar aquesta història per escrit, els seus suggeriments encertadíssims i el seu suport per publicar aquest llibre. Quan em va proposar el títol, *A cor obert*, vaig pensar que era massa pretensiós. Després em va convèncer que era una bona manera d'expressar la situació de gravetat però vital, urgent, fascinant que havia de relatar. I també de dir-vos que el que aquí explico ho faig amb tota franquesa i sinceritat, sense quedar-me res per a mi.

Finalment, vull agrair a Julia Otero que hagi prologat aquest llibre i la delicadesa de les paraules amb què ho ha fet, que desborden finor i empatia. Trobar la persona adequada per a aquesta feina no va ser una tasca senzilla. Volia algú que fos rigorós en les seves anàlisis i que a més em conegués d'abans que comencés la pandèmia. La Julia ha estat la persona ideal.

D'ella n'admiro trets del seu caràcter que m'agrada pensar que compartim, com ara una cultura de l'esforç, una ètica del treball i una voluntat transformadora, que en el cas de la Julia l'han portat a estar molt de temps al peu del canó, demostrant un cop i un altre que és una excel·lent professional. I, sobretot, compartim la satisfacció i els molts maldecaps que deriven de no haver-nos entregat a ningú en l'àmbit polític.

Fa temps que ens coneixem, però fa més temps encara que l'admiro. La veu de la Julia en aquest llibre m'honora.